RICHARD FINN

TRIGGERPUNKTE

SELBST BEHANDELN

Bibliografische Information der Deutschen Nationalbibliothek
Die Deutsche Nationalbibliothek verzeichnet diese Publikation in der Deutschen Nationalbibliografie.
Detaillierte bibliografische Daten sind im Internet über http://dnb.d-nb.de abrufbar.

Für Fragen und Anregungen
info@rivaverlag.de

Wichtige Hinweise
Dieses Buch ist für Lernzwecke gedacht. Es stellt keinen Ersatz für eine individuelle medizinische Beratung dar und sollte auch nicht als solcher benutzt werden. Wenn Sie medizinischen Rat einholen wollen, konsultieren Sie bitte einen qualifizierten Arzt. Der Verlag und der Autor haften für keine nachteiligen Auswirkungen, die in einem direkten oder indirekten Zusammenhang mit den Informationen stehen, die in diesem Buch enthalten sind.

Ausschließlich zum Zweck der besseren Lesbarkeit wurde auf eine genderspezifische Schreibweise sowie eine Mehrfachbezeichnung verzichtet. Alle personenbezogenen Bezeichnungen sind somit geschlechtsneutral zu verstehen.

1. Auflage 2023

Türkenstraße 89
80799 München
Tel.: 089 651285-0
Fax: 089 652096

Die englischsprachige Originalausgabe erschien 2020 bei Rockridge Press, einem Imprint der Callisto Media, Inc., unter dem Titel *Trigger Point Therapy Made Simple: Serious Pain Relief In 4 Easy Steps*.

Übersetzung: Kristina Flemm
Redaktion: Ulrike Reinen
Umschlaggestaltung: Karina Braun
Umschlagabbildung: Shutterstock/Master1305, Evgenia.B
Illustrationen im Innenteil: © Charlie Layton
Bilder im Innenteil: S. 8 Shutterstock/Master1305; S. 38 Shutterstock/VGstockstudio; S. 54 Shutterstock/Liza888; S. 80 Shutterstock/Stasique; S. 112 Shutterstock/VikaJpeg; S. 138 Shutterstock/Johnstocker Production; S. 164 Shutterstock/Africa Studio
Layout: Katja Muggli
Satz: Daniel Förster
Druck: Firmengruppe APPL, aprinta Druck, Wemding
Printed in Germany

ISBN Print 978-3-7423-2330-9
ISBN E-Book (PDF) 978-3-7453-2119-7
ISBN E-Book (EPUB, Mobi) 978-3-7453-2118-0

RICHARD FINN

TRIGGERPUNKTE

SELBST BEHANDELN

Mit der 4-Schritte-Methode
Schmerzen in Nacken,
Rücken, Hüfte und Knie
dauerhaft lindern

riva

Für meine geliebte Frau Carol. Seit 35 Jahren ist sie meine ständige Begleiterin und Gefährtin. Sie spendet mir Trost, gibt mir einen Tritt in den Allerwertesten und unterstützt mich spontan bei vielen verschiedenen Projekten – und sorgt dafür, dass ich geliebt werde.

INHALT

Einleitung

Es ist drei Uhr nachts und Sally wälzt sich im Bett hin und her. Sie hat so starke Rückenschmerzen, dass sie nicht schlafen kann. Jetzt ist kein Arzt oder Therapeut wach, der ihr helfen könnte, und Medikamente scheinen kaum etwas zu bewirken. Sie liegt leidend im Bett, während die friedlich schlafende Gestalt neben ihr laut schnarcht. Was soll Sally jetzt tun?

Vielleicht waren Sie schon einmal in Sallys Situation. Nichts ist so frustrierend wie die Einsamkeit, wenn man Schmerzen empfindet, ohne Hoffnung auf Hilfe. Das Ziel dieses Buchs besteht darin, Ihnen Hoffnung zu geben und die Fähigkeiten und Techniken zu vermitteln, die Sie benötigen, um Schmerzen zu lindern. Es gibt so viele unterschiedliche Behandlungsmethoden, die Sie selbst zu Hause durchführen können.

Für manche von Ihnen ist es möglicherweise der erste Schritt auf der Reise zur Schmerzlinderung. Andere arbeiten vielleicht schon länger auf dieses Ziel hin. Wo auch immer Sie sich auf diesem Weg befinden – Sie werden in diesem Buch Material finden, das Ihre Reise beschleunigt. Das Buch enthält sowohl Grundlagen als auch neue Ideen, die wichtige Hilfsmittel für die Lösung Ihrer Aufgabe sein werden.

Meine Reise begann, als ich beim Radfahren von einem Auto angefahren wurde. Es folgten jahrelange Schmerzen und anschließend jahrelanges Lernen, was gegen die Schmerzen half und warum. Meine Reise hin zur Schmerzlinderung nahm viele Wendungen. Von einigen der Besten erhielt ich Medikamente, Spritzen und Massagen. Im Verlauf der Reise wurde ich selbst Therapeut für myofasziale Triggerpunkttherapie, Dozent und Autor auf diesem Gebiet. Ich habe schon Angehörige vieler verschiedener Gesundheitsberufe unterrichtet, Texte veröffentlicht und bin in Radio und Fernsehen aufgetreten. Einfach gesagt: Vermutlich kenne ich Ihre Schmerzen aus erster Hand. Vermutlich habe ich sie auch schon erfolgreich behandelt.

Viele Menschen suchen sich professionelle Hilfe, um mit ihren Schmerzen zurechtzukommen. Manchmal ist es ein Teil der Reise, verschiedene Fachleute aufzusuchen (vor allem um sicherzugehen, dass die Schmerzen nicht von einer ernsthaften Erkrankung verursacht werden). Man muss sich aber auch selbst um die eigene Behandlung kümmern. Wenn man selbst aktiv wird, erzielt man die größten Erfolge. Ich habe es schon erlebt, und in diesem Buch zeige ich, was für mich und für viele andere funktioniert hat, welche die Methoden angewendet haben, die ich erklären werde. Dieses Buch konzentriert sich darauf, was effektiv ist – auf Methoden, die tatsächlich funktionieren. Sie können Ihren Schmerzen ins Auge blicken, sie verstehen und mit ihnen fertigwerden. Jetzt haben Sie eine echte Chance. Ergreifen Sie sie!

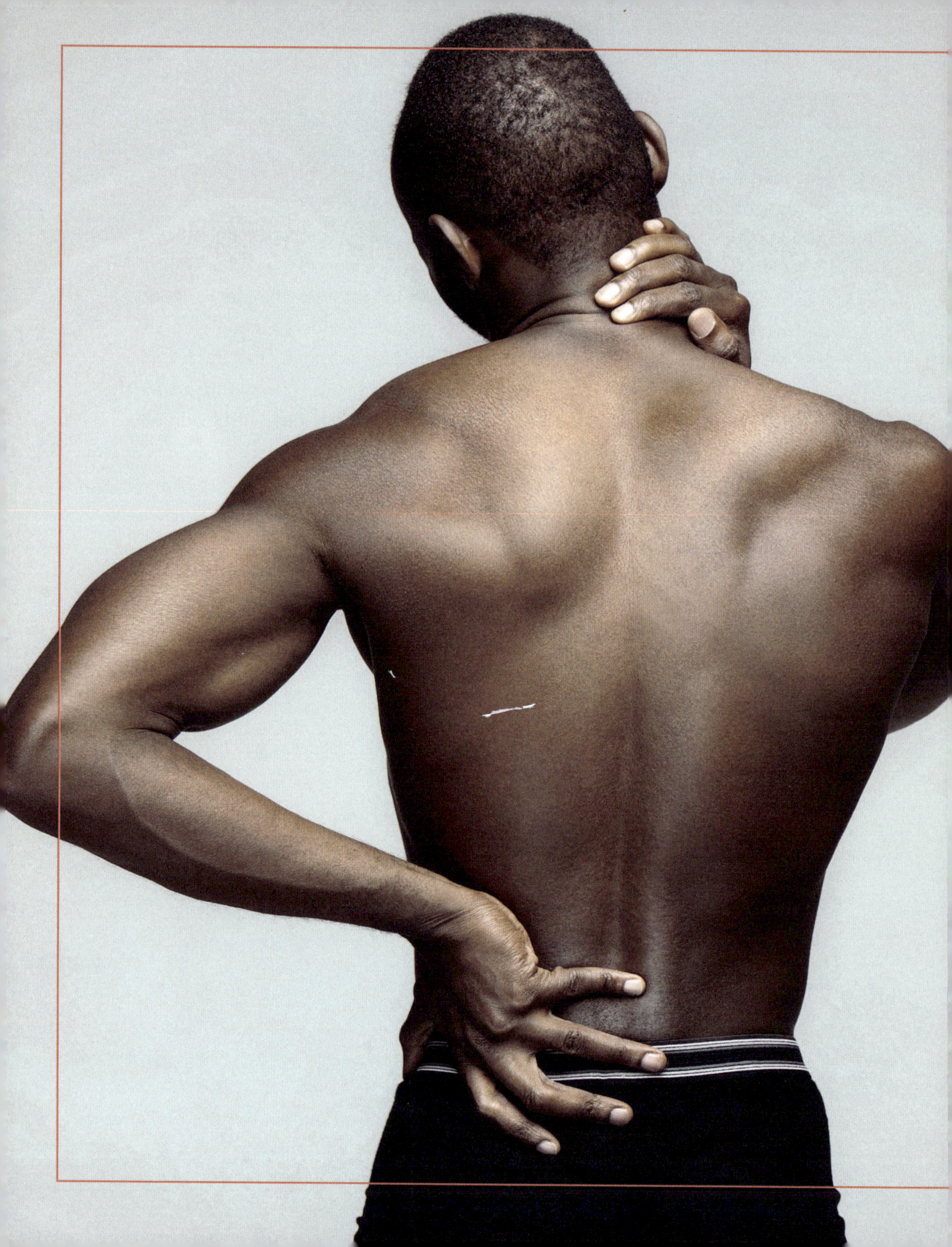

1

GRUNDLAGEN UND METHODEN

Was sind Triggerpunkte? Wie entstehen sie? Wie kann etwas so Kleines derart starke Schmerzen verursachen? In diesem Kapitel erhalten Sie alle wichtigen Informationen über Triggerpunkte und deren Therapie. Sie erfahren, wodurch Ihre Schmerzen ausgelöst werden und wie die in diesem Buch vorgestellten Techniken wirken. Zusätzlich bekommen Sie grundlegende Werkzeuge an die Hand, um die Triggerpunkttherapie selbst zu Hause anzuwenden – geeignete Massagetechniken, nützliches Equipment und sogar mentale Herangehensweisen.

Triggerpunkte – die Grundlagen

Ganz einfach ausgedrückt, ist ein Triggerpunkt ein empfindlicher Punkt oder eine Verhärtung in einem Muskel. Das war's! Das wissen viele Menschen. Aber damit Sie die Techniken in diesem Buch anwenden können, müssen Sie ein bisschen mehr erfahren. Sehen Sie sich also an, wie Triggerpunkte entstehen und Schmerzen verursachen.

Was sind Triggerpunkte?

Um ein bisschen mehr ins Detail zu gehen – ein Triggerpunkt ist ein Bereich, wo sich die Teile des Muskels, die sich zusammenziehen, verkürzt haben. Unsere Muskelfasern verkürzen und dehnen sich ständig, wenn wir uns bewegen, aber sie sollten nicht permanent verkürzt bleiben. Bei Triggerpunkten scheint die Verkürzung genau unter dem Nerv aufzutreten, der dem Muskel das Signal gibt, sich zu verkürzen. Er ist nirgendwo sonst verkürzt – auf beiden Seiten der Verhärtung werden die Muskelfasern wegen der erheblichen Verkürzung in der Mitte sogar gedehnt.

Das macht es für Fachleute wie mich einfach, diese Stellen zu finden. Ich streiche mit den Fingern über die Muskelfasern oder drücke sie zwischen den Fingern zusammen und suche so nach einem gespannten Bereich, der einen gedehnten und verkürzten Muskelstrang kennzeichnet. Anschließend bewege ich meine Finger entlang des Strangs, und Volltreffer! Eine Verhärtung oder ein »Knoten« wartet nur, dass ich endlich darauf drücke.

Diese Knoten verursachen myofasziale Schmerzen – Schmerzen, die mit den Muskeln oder Faszien – dem Bindegewebe, das Muskeln umgibt – zusammenhängen. Lange wusste die Wissenschaft nicht genau, warum Triggerpunkte so empfindlich sind. Doch wir bekamen eine bessere Vorstellung, als Jay Shah, ein Arzt an den National Institutes of Health, 2008 eine Mikrodialyse des Inneren von Triggerpunkten durchführte – das heißt, er untersuchte Flüssigkeit, die aus dem Zentrum mehrerer Triggerpunkte stammte. Dort fand er eine Reihe von Stoffen, die bekanntermaßen bei Entzündungen eine Rolle spielen, was erklärt, warum die Stelle so empfindlich ist.

Was verursacht Triggerpunkte?

Das ist eine gute Frage, die wir noch nicht ganz beantworten können. Triggerpunkte wurden noch nicht gründlich erforscht, denn obwohl Muskeln die Hälfte unseres Körpergewichts ausmachen, gibt es kein medizinisches Fachgebiet, das sich nur auf Muskeln konzentriert. David G. Simons, der Pionierarbeit für die Triggerpunktforschung leistete, bezeichnete Muskeln sogar als »Waisenorgan«.

Außerdem lassen sich Triggerpunktknoten nicht mit Standardbildgebungsverfahren wie CT (Computertomografie), MRT (Magnetresonanztomografie) oder Röntgen darstellen, weil sie winzig sind und aus Weichteilgewebe bestehen. Auch wenn Blutuntersuchungen manchmal Erkrankungen aufdecken, die Triggerpunkte begleiten, wie rheumatoide Arthritis, liefern sie uns keine Informationen über die Knoten selbst.

Dennoch wissen wir ein bisschen darüber, warum der Körper Triggerpunkte erzeugt. Aktuell geht man davon aus, dass ein gereizter Nerv dafür sorgen kann, dass sich das Zentrum des Muskels zu einem Knoten zusammenzieht. Der Bereich, wo die Reizung auftritt, schickt häufig Signale an andere Körperteile, was Schmerzen oder Taubheitsgefühle und Kribbeln verursacht. Herauszufinden, wo sich die empfindlichen Stellen befinden, ist häufig der beste Test, und man kann sie selbst ertasten – sie können sich wie ein kleines Projektil, eine Bohne oder sogar eine Murmel anfühlen.

Triggerpunkte scheinen häufig nach einem physischen Trauma wie einem Autounfall oder Sturz zu entstehen. Allgemeiner Stress scheint auch eine große Rolle bei der Verursachung und Verschlimmerung von Schmerzen zu spielen, und Menschen mit chronischen Erkrankungen entwickeln oft auch Triggerpunkte in ihren Muskeln.

Hinweis: Nicht alle Muskelschmerzen haben mit Triggerpunkten zu tun – sie können viele andere Ursachen haben, wie Geschwüre, eine Blinddarmentzündung oder Nierenerkrankung. Daher ist es wichtig, die Schmerzen ärztlich abklären zu lassen und andere Ursachen auszuschließen. Wenn die Schmerzen eine andere Ursache haben, ist eine entsprechende Behandlung nötig.

Welche Auswirkungen haben Triggerpunkte?

Menschen mit Triggerpunkten schildern sehr unterschiedlich, welche Gefühle sie auslösen. Manche beschreiben Triggerpunkte als schmerzhaft, während andere von Empfindungen wie Taubheit und Kribbeln berichten. Die Schmerzen, die von einem Triggerpunkt ausgehen, werden meist als »dumpf« und »anhaltend« beschrieben. Es ist wichtig anzumerken, dass Schmerzen eigentlich ein Sinneserlebnis und kein Gefühl sind. Ihr Verständnis von Gefühlen bezüglich der Sache sowie der eigentliche physische Input bestimmen, ob Ihr Gehirn Schmerzen ausgibt. Viele Menschen mögen das Wort »Schmerzen« nicht, finden aber kein anderes Wort, um das Gefühl zu beschreiben, das ein Triggerpunkt auslöst.

Triggerpunkte rufen oft andere physische Beschwerden hervor oder tragen dazu bei. Sie treten häufig bei Menschen mit Fibromyalgie, Arthritis, Karpaltunnelsyndrom, kraniomandibulärer Dysfunktion, Kopfschmerzen und Plantarfasziitis auf, um nur einige zu nennen. Falls Sie unter einer Form von myofaszialen Schmerzen leiden, ist es sehr wahrscheinlich, dass Triggerpunkte ein Teil des Problems sind.

Da unsere Muskeln, Faszien und Nerven alle miteinander verbunden sind, kann ein Triggerpunkt in einem Bereich auch Schmerzen in anderen Bereichen verursachen oder dorthin »übertragen«. In mehr als der Hälfte der Fälle werden mit Triggerpunkten verbundene Schmerzen an einer Körperstelle empfunden, die nicht dem Triggerpunkt entspricht. Diese Schmerzen (und Begleiterscheinungen wie Kribbeln und Taubheit) folgen meist bestimmten Mustern, je nachdem, in welchen Muskeln Triggerpunkte entstanden sind. Diese Schmerzmuster betreffen häufig mehr als einen Bereich, der von einem Spinalnerv versorgt wird. Es kann schwierig sein zu erkennen, ob das Problem von der Wirbelsäule oder dem Muskel ausgelöst wird, weshalb es wichtig ist, beide zu behandeln. Dieses Buch wird Ihnen Methoden zeigen, die sowohl die Wirbelsäule als auch den betreffenden Muskel behandeln.

Was ist Triggerpunkttherapie?

Die moderne Triggerpunkttherapie verdankt ihre Existenz größtenteils einem glücklichen Zufall. Die Vorreiterin der Triggerpunkttherapie, Dr. Janet G. Travell, lehnte sich gegen eine Wand, und ein Kleiderhaken bohrte sich hinten in ihre Schulter. Ihr fiel auf, dass dies das Schmerzmuster nachbildete, das sie vorn in der Schulter erlebt hatte. Sie war entschlossen zu erklären, was sie erlebt hatte und wie man es behandeln kann. Sie befasste sich mit der Literatur über Schmerzen, und was sie entdeckte, hilft Menschen auf der ganzen Welt – und jetzt auch Ihnen! Die Triggerpunkttherapie wird in verschiedenen Disziplinen eingesetzt, wie in der Massage, Chiropraktik, Physiotherapie und auch in der konventionellen Medizin. Am wichtigsten ist aber, dass Menschen wie Sie lernen, sie zu nutzen, um sich selbst zu Hause zu helfen.

Wie funktioniert Triggerpunkttherapie?

Dem Nervensystem gefällt es, wenn man Druck ausübt – falls man es richtig tut. Die richtige Art von Druck dehnt die verkürzten Muskelfasern und sorgt dafür, dass das Gehirn natürliche Schmerzmittel freisetzt. Wenn man dies regelmäßig macht und den Bereich flexibel erhält, ist die Schmerzlinderung lang anhaltend. Atemtechniken und Bewegungsprinzipien können zusätzlich helfen, sich die Schmerzen vom Leib zu halten.

Ein Hinweis zu Medikamenten

Manche Menschen mit chronischen Schmerzen behandeln diese mit Medikamenten. Wegen der Opioidkrise (die zunehmende Zahl von Drogenabhängigen durch den Missbrauch von Opioid-Schmerzmitteln), vor allem in den Vereinigten Staaten, wird jedoch vielen bewusst, dass es wichtig ist, andere Ansätze zur Schmerzbehandlung zu verfolgen. Solch einen Ansatz halten Sie in der Hand. Wenden Sie diese Techniken an, um ohne Medikamente Schmerzen zu lindern.

Auch die Nerven in der Haut über dem schmerzenden Bereich reagieren positiv auf Druck, wenn er lange genug gehalten wird. Ist der Druck sanft, lernt das Gehirn, dass der Bereich angenehm berührt wird, und beschließt, die Spannung in dem Bereich zu senken. Intensiverer Druck sorgt dafür, dass das Gehirn die Ausschüttung von Endorphinen auslöst – ein natürliches Schmerzmittel. Auch das sorgt für eine deutliche Schmerzlinderung. Das Gehirn liebt Druck und Dehnung, und genau das werden Sie mit den Techniken erreichen, die Sie in diesem Buch lernen. Ist das Gehirn zufrieden, lassen die Schmerzen nach. So einfach ist das.

Wird der Bereich erneut gereizt oder treten die Umstände, welche die Reizung ursprünglich verursachten, wieder auf, können die Schmerzen natürlich zurückkehren – aber in diesem Buch werden Sie lernen, was Sie tun können, wenn das passiert.

Schmerzen bei der Triggerpunkttherapie?

Sie haben selbst die Kontrolle darüber, wie sich die Triggerpunkttherapie anfühlt. Ein Triggerpunkt ist berührungsempfindlich, aber Sie entscheiden, wie viel Druck Sie ausüben. Im Allgemeinen sollte das Unwohlsein, das Sie bei der Bearbeitung Ihrer Triggerpunkte empfinden, erträglich oder sogar angenehm sein. Mir wurden die Schmerzen schon als »Wohlschmerz« beschrieben.

Wenn Sie mehr Druck mögen, können Sie ein wenig stärker drücken – achten Sie aber darauf, dass Sie sich dadurch nicht verkrampfen oder die Luft anhalten. Wenn Sie dagegen ankämpfen müssen, dass Ihre Muskeln sich anspannen, weil sie sich gegen Ihre Berührung wehren wollen, oder wenn Sie atmen, als würden Sie ein Kind gebären, übertreiben Sie es vielleicht. Vertrauen Sie innerhalb dieser Richtlinien auf Ihr eigenes Urteil.

Nur eine »Kopfsache«?

Falls Sie schon einmal eine ernsthafte Verletzung oder Erkrankung hatten, ist Ihnen vielleicht aufgefallen, dass Menschen eine Woche lang oder auch ein bisschen länger sehr viel Verständnis für Ihre Schmerzen zeigen. Aber wenn Sie chronische Schmerzen haben, fragen sich die Menschen irgendwann, ob sie wirklich echt sind oder nur eine »Kopfsache«. Häufig sprechen sie es auch aus. Diese Kommentare sorgen vielleicht sogar dafür, dass Sie Ihre eigenen Wahrnehmungen anzweifeln. Und ein Arztbesuch lässt die Kritiker häufig nicht verstummen, denn wenn Ärzte nicht nach Triggerpunkten suchen, sagen sie vielleicht, alles sehe normal aus und sie könnten nicht herausfinden, was los sei.

Aber nur weil Menschen Ihre Schmerzen nicht verstehen, bedeutet das nicht, dass sie nicht echt sind. Triggerpunkte lassen sich mit Bildgebungsverfahren oder Blutuntersuchungen zwar schwer erkennen, aber sie sind das Ergebnis von spezifischen, konkreten Problemen mit den Muskeln und Nerven, die von Medizinern genau abgebildet werden können.

Dennoch haben Schmerzen auch immer eine mentale Komponente. Das Nervensystem sendet ständig Informationen ans Gehirn, damit es entscheiden kann, was zu tun ist. Der Output des Gehirns hängt nicht nur vom Input des Körpers ab, sondern auch von Emotionen, vergangenen Erfahrungen, Erwartungen und der aktuellen Einschätzung dessen, was nicht stimmt. Schmerzen sind keine Schmerzen, bis das Gehirn es sagt. Physisches Trauma sendet im Allgemeinen so viele »Gefahrensignale« ans Gehirn, dass es Ihnen mitteilt, dass Sie Schmerzen haben. Aber Sie können – und werden mithilfe dieses Buchs – dieses Verständnis nutzen, um sich selbst effektiv zu behandeln.

Brauche ich professionelle Hilfe?

Brauchen wir die nicht alle? Nein, ernsthaft – in diesem Buch geht es darum, sich um sich selbst zu kümmern. Wenn Sie chronische Schmerzen haben, nimmt Selbstfürsorge wahrscheinlich einen großen Teil Ihres Lebens ein. Sie sind häufig der beste Therapeut für sich selbst, weil nur Sie wissen, wann Sie genau die richtige Stelle treffen.

Trotzdem ist professionelle Hilfe wunderbar, vor allem wenn Ihr Therapeut sowohl eine Ausbildung als auch Erfahrung hat. Wenn Sie Hilfe finden, die für Sie funktioniert, dann sollten Sie sie nutzen.

Therapeutinnen und Therapeuten für die myofasziale Triggerpunkttherapie sind die auf diesem Gebiet am besten ausgebildeten Fachleute. Triggerpunkte sind ihre Spezialität. Sie sind die beste Wahl, ohne Ausnahme.

Masseurinnen und Masseure mit einer Ausbildung in neuromuskulärer Therapie wissen, wie man die Behandlung von Triggerpunkten in eine Massage einbezieht.

In der NIMMO-Rezeptor-Tonus-Technik ausgebildete Chiropraktikerinnen und Chiropraktiker behandeln Triggerpunkte zusätzlich zu ihren Justierungen. Sie werden während ihres Studiums häufig darin ausgebildet.

Physiotherapeutinnen und Physiotherapeuten kennen sich im Allgemeinen mit Triggerpunkten sowie mit vielen anderen Techniken aus. Meist sind sie nicht ihr Spezialgebiet, aber manche verfügen zusätzlich zu ihrer Grundausbildung über eine spezifische Ausbildung zur Behandlung von Triggerpunkten.

Über die Massage hinaus

Es gibt auch andere effektive Methoden zur Triggerpunktbehandlung. Diese können jedoch nicht selbst, sondern nur von Fachleuten durchgeführt werden. Zu diesen Ansätzen zählen:

Beim **Spray and Stretch** wird der Muskel äußerlich mit einem Betäubungsmittel eingesprüht und sanft gedehnt. Es fühlt sich großartig an, bewirkt beeindruckende Ergebnisse und galt ursprünglich als Zugpferd der Triggerpunkttherapie. Ich setze diese Technik besonders gern bei Migräne ein.

Dry Needling erinnert an Akupunktur. Es werden auch dieselben Nadeln verwendet, aber statt an den Akupunkturpunkten der Traditionellen Chinesischen Medizin werden sie an Triggerpunkten eingesetzt. Diese Behandlung wird meist von Physiotherapeuten durchgeführt.

Beim **Wet Needling** (Triggerpunktinjektionen) injiziert ein Arzt Betäubungsmittel in Triggerpunkte. Es gibt verschiedene Theorien, wie man die Nadel einsetzen sollte. Meiner Erfahrung nach ist diese Technik nützlich, wenn die richtigen Punkte ausgewählt wurden.

Frequenzspezifischer Mikrostrom (FSM) beinhaltet die Behandlung verschiedener Gewebe mit einem elektrischen Strom, den man nicht spürt, der aber eine starke Wirkung auf Triggerpunkte haben kann. Viele verschiedene Disziplinen setzen FSM ein.

Bei der **Elektrotherapie** wird über eine Elektrode elektrischer Strom auf die Haut über dem Triggerpunkt geleitet. Das scheint häufig die Empfindlichkeit der Stelle zu verringern und die Flexibilität des betroffenen Muskels wiederherzustellen. Diese Methode wird hauptsächlich von Masseuren, Chiropraktikern, Akupunkteuren und Physiotherapeuten eingesetzt.

Was Sie erwarten können

Was können Sie von den Methoden in diesem Buch erwarten? Schmerzlinderung! Natürlich gibt es keine Zaubersprüche oder Wunderwaffen, die Schmerzen sofort und für immer verschwinden lassen können, aber mit einer regelmäßigen Behandlung können Sie erwarten, Ihre Schmerzen im Zaum zu halten oder zumindest zu verringern.

Bedenken Sie, dass Sie arbeiten müssen, um zu sehen, was eine Selbstbehandlung bei Ihnen und Ihren Schmerzen bewirken kann. Die Schmerzlinderung kann von kurzer Dauer sein, wenn Sie lang bestehende Triggerpunkte oder andere Erkrankungen haben, die Ihre Muskeln und Nerven immer wieder reizen. Vielleicht ist kontinuierliche tägliche Arbeit nötig, aber es lohnt sich – wenn eine bestimmte Massagetechnik Sie anfangs 30 Minuten lang von Schmerzen befreit hat, klappt es beim nächsten Mal vielleicht für 60 Minuten.

Menschen, die sich selbst behandeln, erleben häufig eine deutliche Schmerzlinderung, was ihre Funktionsfähigkeit von Tag zu Tag verbessert. Viele benötigen dabei kaum oder gar keine Medikamente oder professionelle Behandlungen. Es ist ein großer Segen für diejenigen, die wegen furchtbarer, nicht nachlassender Schmerzen in ihrem eigenen Körper gefangen waren. Menschen schätzen die Unabhängigkeit, die das Selbstmanagement von Triggerpunkten ihnen beschert.

Massagetechniken

Wenn Sie unter akuten oder chronischen myofaszialen Schmerzen leiden, haben Sie wahrscheinlich schon einmal versucht, sich selbst zu massieren oder professionell massieren zu lassen. Vielleicht waren Sie enttäuscht, dass sich die Schmerzen dadurch kaum verändert haben. Das liegt daran, dass die Behandlung von Triggerpunkten mehr umfasst, als nur über eine schmerzende Stelle zu reiben und das Beste zu hoffen. Gute Ergebnisse lassen sich mit ganz speziellen Techniken erzielen. Bei den meisten Triggerpunkten beginne ich die Behandlung mit einer paraspinalen Massage und Nervenmobilisation, gehe dann über zu einer Druckmassage des Triggerpunkts und führe abschließend sanfte Bewegungen durch, die als »schwedische Gymnastik« bezeichnet werden. Sehen wir uns all diese Techniken nun genauer an.

Paraspinale Massage

Einfach gesagt, übermitteln die Nerven Informationen über Sinneseindrücke (wie Druck oder Temperatur) zwischen dem Gehirn und dem Rest des Körpers, indem sie durch die Wirbelsäule verlaufen. Die Wirbelsäule besteht aus 33 Wirbeln, die in fünf Abschnitte unterteilt werden: die Halswirbelsäule *(Pars cervicalis)*, die Brustwirbelsäule *(Pars thoracica)* im oberen Rücken, die Lendenwirbelsäule *(Pars lumbalis)* im unteren Rücken, das Kreuzbein *(Os sacrum)* im Hüft-/Beckenbereich und das Steißbein *(Os coccygis)*. Jeder Abschnitt verbindet verschiedene Körperteile mit dem Gehirn.

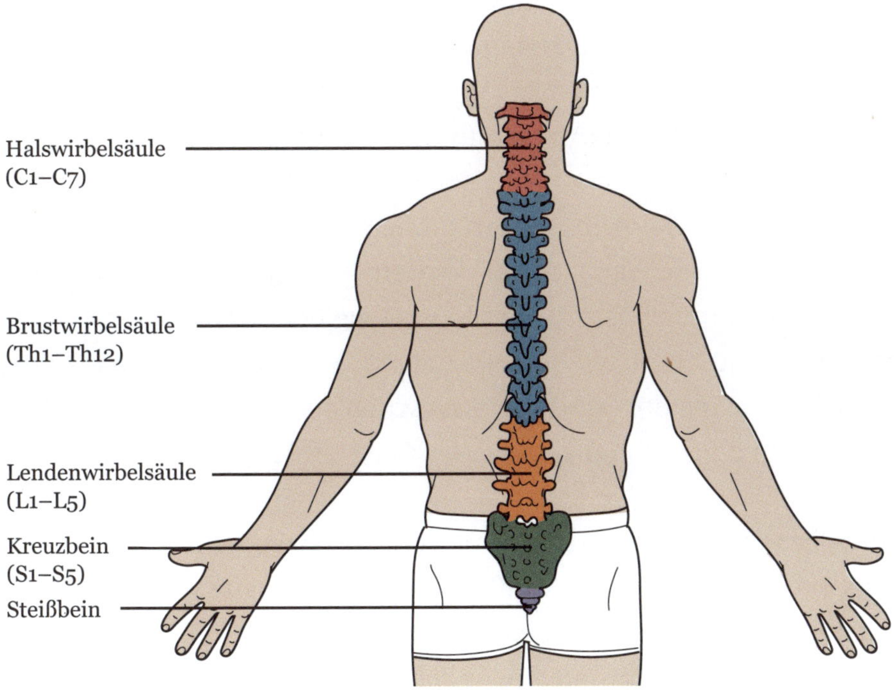

Die fünf Abschnitte der Wirbelsäule

Da diese Wirbelsäulenabschnitte mit verschiedenen Bereichen des Körpers kommunizieren, kann es helfen, bestimmte Muskeln entlang der Wirbelsäule – die sogenannten paraspinalen Muskeln – zu massieren, um Schmerzen in anderen Bereichen des Körpers zu behandeln. Beispielsweise verlaufen die Nerven, die den Trapezmuskel *(Musculus trapezius)* versorgen, durch den fünften, sechsten und siebten Wirbel in der Halswirbelsäule (kurz: C5 bis C7). Bei Schmerzen im Trapezmuskel bildet die Massage der paraspinalen Muskeln neben diesen Wirbeln im unteren Nackenbereich daher einen wichtigen Teil der Behandlung. Sie ist sogar meist der erste Schritt bei der Behandlung aller Muskelschmerzen. In diesem Buch finden Sie Anleitungen, welche paraspinalen Muskeln man massieren sollte, um den Bereich zu behandeln, in dem man Schmerzen empfindet.

Nervenmobilisation

Nervenmobilisation, auch als Nervenflossing bezeichnet, ist eine wunderbare Technik aus der Physiotherapie, die als eine Form der Friktionsmassage gilt. Nerven sind im Grunde dünne Stränge aus Nervenfasern und haben einen Bewegungsumfang, genau wie Muskeln. Wenn wir bestimmte Bewegungen durchführen wie das Beugen und Strecken des Handgelenks, gleiten die Nerven hin und her wie ein Stück Zahnseide (englisch: *floss*) zwischen den Zähnen. (Man muss dafür aber keine Zahnseide kaufen!)

Das hilft, den Nerv zu lockern, ihm einen größeren Bewegungsumfang zu verleihen und Schmerzen zu lindern. Wenn ich vor der Behandlung eines nahe gelegenen Triggerpunkts einen Nerv mobilisiere, ist der Muskel meiner Erfahrung nach entspannter und spricht besser und länger auf die Behandlung an. Ich lasse meine Klienten häufig vor der Behandlung in meiner Praxis sowie zwischen den Behandlungen zu Hause eine Nervenmobilisation durchführen.

Je nach Nerv, der angesprochen werden soll, sieht die Nervenmobilisation unterschiedlich aus, aber sie umfasst meist das sanfte, nicht schmerzhafte Hin-und-her-Bewegen eines Körperteils. Verschiedene Nervenmobilisationstechniken, die für bestimmte Triggerpunktbereiche nützlich sind, finden Sie mit ausführlicher Anleitung im praktischen Teil dieses Buchs.

Den Triggerpunkt finden

Bevor man einen Triggerpunkt massieren kann, muss man ihn erst einmal finden. Mit folgender Technik lassen sich Triggerpunkte am besten lokalisieren:

1. Die meisten Triggerpunkte kann man finden, indem man den Muskel, der die Schmerzen verursacht, leicht dehnt. Die Abbildungen der Schmerzmuster in jedem Kapitel dieses Buchs werden Ihnen zeigen, welchen Muskel Sie auf Verspannungen hin untersuchen sollten. Dort, wo Sie ein Ziehen oder eine Verspannung spüren, wenn Sie eine einfache Dehnübung durchführen, befindet sich gewöhnlich der Triggerpunkt. Die meisten Anleitungen dieses Buchs enthalten einen Dehntest, mit dem Sie herausfinden können, in welchem Bereich sich ein Triggerpunkt befindet.
2. Sie finden den empfindlichen Muskelstrang, indem Sie mit den Fingern den Bereich abtasten, wo Sie während des Dehnens das Ziehen gespürt haben. Bei der Untersuchung der Muskelfasern stelle ich mir vor, ich würde mit den Fingern über eine Tastatur streichen. Wenn ich eine Gitarrensaite ertaste, ist dort der empfindliche Strang. Diese Stränge können schmal oder breit sein. Dieser Teil der Technik erfordert vielleicht ein bisschen Übung, ist aber sehr hilfreich.
3. Sobald Sie den empfindlichen Muskelstrang gefunden haben, bohren Sie die Finger sanft in den Muskel; reiben Sie über die Fasern und suchen Sie nach einer empfindlichen Stelle. Sie kann die Größe eines kleinen Projektils, wie einer Schrotkugel, oder auch einer Bohne haben. Diese Stelle gilt es zu behandeln – drücken Sie hier!

Hinweis: Auf manche Muskeln, wie den Kopfnicker *(Musculus sternocleidomastoideus)*, den Oberarmspeichenmuskel *(Musculus brachioradialis)* oder die rückseitige Oberschenkelmuskulatur, wird nicht (nur) von oben Druck ausgeübt, sondern sie müssen zusammengedrückt werden. Sie können diese Muskeln zwischen dem Daumen und den anderen Fingern reiben, um die empfindliche Stelle zu finden.

Triggerpunktdruckmassage

Sobald Sie den Triggerpunkt gefunden haben, üben Sie 10 bis 60 Sekunden lang direkten Druck auf diese Stelle aus – was auch immer sich für Sie am besten anfühlt. Klingt das simpel? Das ist es auch! Sie können dafür Ihre Finger nutzen, aber meist empfehle ich stattdessen verschiedene Geräte zur Selbstmassage (Seite 25 f.). Die Muskeln in den Händen sind zart, und wenn man regelmäßig Selbstmassagen durchführt, ermüden sie überraschend schnell.

Wie erwähnt kann der Druck sanft oder stark sein. Menschen haben mir schon oft gesagt, dass sie das Gefühl irgendwo zwischen »angenehm« und »schmerzhaft« mögen. Dieses Gefühl rührt daher, dass man die richtige Stelle getroffen hat und spürt, wie die Muskelfasern weicher werden, wenn Druck ausgeübt wird. Der Trick dabei ist, währenddessen normal weiterzuatmen und den Muskel nicht anzuspannen.

Die Selbstbehandlung wird schnell zu einer Kunst, bei der man sowohl die Leinwand als auch der Maler ist. Man lernt den eigenen Körper und seine Bedürfnisse kennen. Schmerzen sind nichts anderes als die Bitte des Körpers um Aufmerksamkeit.

Wie schon erklärt, kann ein Triggerpunkt in einem Muskel Schmerzen auf einen ganz anderen Muskel übertragen. Das bedeutet, dass Sie häufig nicht die Stelle selbst massieren müssen, wo Sie die Schmerzen spüren. Die Anleitungen in diesem Buch werden Ihnen helfen, die Bereiche zu finden, wo Sie Druck ausüben sollten, auch wenn Sie das vielleicht überrascht.

Schwedische Gymnastik

Vielleicht haben Sie schon einmal von der »schwedischen Massage« gehört oder sogar eine solche erhalten. Was ursprünglich als »schwedische Heilgymnastik« bezeichnet wurde, umfasste einige einfache Übungen in vollem Bewegungsumfang und zusätzlich die Massage des betroffenen Bereichs. Zwischen 1850 und 1920 boomte sie in den Vereinigten Staaten, doch als die Polio-Epidemie grassierte, konzentrierten sich die

Menschen mehr auf Kräftigungsübungen, und der einfache Bewegungsaspekt ging größtenteils verloren. Aber nicht vollkommen! Ich halte schwedische Gymnastik nach einer Massage für einen essenziellen Teil der Schmerzbehandlung.

Während sich die Physiotherapie, die Sie vielleicht kennen, auf Kräftigungs- und bis zu einem gewissen Grad auf Dehnübungen konzentriert, wurde schwedische Gymnastik entwickelt, um die Durchblutung zu verbessern. Sie wird hier als eine sanfte, schmerzlose Möglichkeit genutzt, das Nervensystem wieder in dem Bewegungsumfang zu trainieren, der für einen bestimmten Muskel möglich ist.

Sehen Sie sich den grundlegenden Ablauf einer schwedischen Gymnastikübung an, bevor anschließend die genauere Erklärung folgt, wie jede Übung funktioniert.

Der grundlegende Ablauf:

1. In einer neutralen Stellung beginnen.
2. Den betreffenden Muskel von der neutralen in eine komplett gedehnte Stellung bringen. Keine der Stellungen länger halten, sondern immer in Bewegung bleiben – es handelt sich nicht um eine traditionelle Dehnübung!
3. Wieder in die neutrale Stellung zurückkehren und eine kurze Pause einlegen, etwa 1 Sekunde lang.
4. Nach der Pause den betreffenden Muskel komplett verkürzen, aber diesmal nicht halten.
5. Wieder in die neutrale Stellung zurückkehren. Anschließend 1 Sekunde lang Pause machen.
6. Noch 4-mal wiederholen, sodass insgesamt 5 Wiederholungen durchgeführt wurden.

Hier sehen Sie nun ein konkretes Beispiel. Angenommen, Sie haben Schmerzen im großen Rückenmuskel *(Musculus latissimus dorsi)*. Die zugehörige schwedische Gymnastikübung würde folgendermaßen aussehen:

1. In einer neutralen Stellung beginnen, das heißt, im Sitzen oder Stehen die Arme seitlich am Körper hängen lassen, die Handflächen öffnen und die Daumen nach vorn zeigen lassen.
2. Den Arm auf der behandelten Seite (der Seite, wo Sie Schmerzen spüren) gerade nach vorn bringen und damit langsam einen Bogen zur Decke zeichnen, bis er sich über den Schulter befindet und nach hinten zeigt. Das ist die komplett gedehnte Stellung.
3. Langsam den Arm auf demselben Weg zurückführen und in die neutrale Stellung zurückkehren. Eine kurze Pause einlegen.
4. Den Arm langsam in die entgegengesetzte Richtung bewegen, bis er nach hinten gestreckt ist. (In diese Richtung ist der Bewegungsumfang geringer.) Das ist die komplett verkürzte Stellung.
5. In die neutrale Stellung zurückkehren. Eine kurze Pause einlegen.
6. Noch 4-mal wiederholen, sodass Sie die Übung insgesamt 5-mal durchführen.
7. Das war's! Dieser Schritt mag simpel oder nicht so »ernsthaft« wie eine Massage erscheinen, aber überspringen Sie ihn nicht. Er ist ein wichtiger Bestandteil der Behandlung und trägt dazu bei, dass die positiven Auswirkungen der Triggerpunkttherapie eintreten und anhalten.

Die frühen schwedischen Autoren empfahlen vier bis sechs Wiederholungen der Gymnastikbewegungen als Bestandteil der Massagebehandlung. Dr. Janet Travell betonte die Bedeutung von mindestens drei Bewegungen in vollem Umfang, um den Muskel neu zu trainieren. Basierend auf seiner Datenbank aus beinahe 6000 Tests empfiehlt Dr. Gabriel Sella, eine Autorität auf dem Gebiet des Biofeedbacks, fünf Wiederholungen, um Bewegungen neu zu trainieren – das erscheint mir sinnvoll.

Die richtigen Werkzeuge

Jeder Schreiner oder Mechaniker wird Ihnen sagen, dass der wichtigste Teil seiner Arbeit darin besteht, das richtige Werkzeug für die jeweilige Aufgabe zu beschaffen. Hier finden Sie einige Werkzeuge, die Sie sich vielleicht besorgen sollten, je nach Ihren Beschwerden. Mein Lieblingswerkzeug ist immer das, welches ich für mein aktuelles Problem benötige.

Hände

Die meisten von uns haben zwei Hände immer dabei. Sie sind häufig das erste Werkzeug, das uns zur Verfügung steht. Folgendes sollten Sie beachten, wenn Sie Ihre Hände zur Selbstbehandlung von Triggerpunkten benutzen:

- Halten Sie die Fingernägel kurz.
- Drücken Sie mit den Fingern nie stark – dafür haben Sie andere Werkzeuge. Gehen Sie behutsam vor – Ihr Körper kann lernen, sanften Druck zu mögen.
- Lassen Sie das Handgelenk gerade und die Finger leicht gebeugt, wenn Sie Druck ausüben, wie auf dem Bild unten. Ihre Finger werden es Ihnen danken.
- Am Ende des Handgelenks befindet sich auf der Seite des kleinen Fingers ein kleiner Knochen, das Erbsenbein *(Os pisiforme)*. Bei manchen Muskeln passt es wie ein Schlüssel ins Schloss. Wenn Sie einen Muskel behandeln, bei dem Sie das Erbsenbein einsetzen könnten, probieren Sie es doch einmal aus – das schont den Daumen.
- Falls irgendwie möglich, benutzen Sie die Daumen nicht. Sie können nur schwer regenerieren, wenn sie überlastet wurden, denn dazu kann starker Druck führen.
- Nicht nur die Finger lassen sich als Werkzeug verwenden – auch mit dem Ellbogen lässt sich großartig Druck ausüben. In den Anleitungen dieses Buchs erkläre ich Ihnen, wann Sie ihn einsetzen sollten.
- Nutzen Sie, wann immer möglich, die Hebelkraft. Sie ist Ihre Rettung.

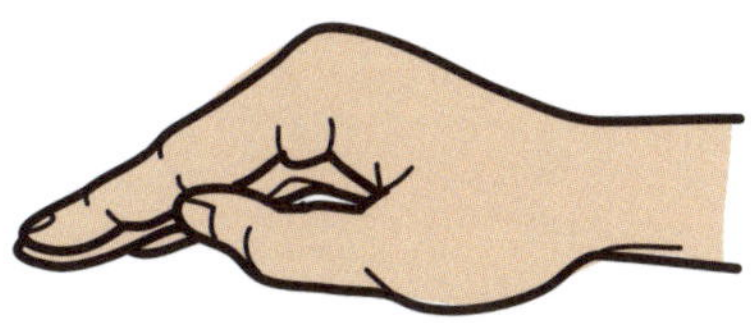

Haken und Knäufe

Haken und Knäufe eignen sich wunderbar für die Selbstmassage. Sie schonen die Hände und können Stellen erreichen, an die Sie selbst nicht gelangen oder auf die Sie allein nicht genug Druck ausüben können. Folgende zählen zu meinen Favoriten:

Rückenhaken

Um den Bereich direkt neben der Wirbelsäule zu erreichen, wo sich die winzigen paraspinalen Muskeln befinden, gibt es nichts Besseres als einen Rückenhaken, zum Beispiel den Big Bend Backnobber, einen s-förmigen Rückenhaken. Der lange Bogen wird über eine Schulter gelegt, und mit dem Ende lassen sich – der Boden (oder Ihr Lieblingsstuhl) kann dabei als Stützpunkt dienen – die kurzen paraspinalen Muskeln erreichen. Wie Sie in den Anleitungen sehen werden, empfehle ich, diese paraspinalen Muskeln zu behandeln, bevor Sie Ihre Problemmuskeln behandeln. Daher ist ein solches Werkzeug sehr wichtig.

Triggerpunktdrücker und andere Massageknäufe

Um mehr Druck auszuüben, ohne Ihre Finger zu überlasten, können Sie kleine Massageknäufe und Triggerpunktdrücker verwenden. Diese bestehen meist aus Gummi oder Holz und können an einer Wand mithilfe eines Saugnapfs befestigt werden, sodass Sie sich dagegenlehnen können. Im Handel bekommen Sie Knäufe in allen Variationen, zum Beispiel die Tools von Blackroll.

Manuelle Massagegeräte

Eine wunderbare Variante des Knaufs sind manuelle Massagegeräte, wie zum Beispiel der Acu-Masseur. Er sieht ein bisschen aus wie ein riesiger Nussknacker mit Golfbällen an den Innenseiten. Man schließt die Muskelverhärtung zwischen den Bällen ein und drückt ihn zusammen, um die ersehnte Schmerzlinderung zu erzielen. Auch speziell für den Nacken gibt es solche manuellen Massagegeräte.

Bälle

Bälle waren mein erstes Werkzeug. Einen Ball können Sie auf den Boden oder hinter sich an eine Stuhllehne legen. Sie können Bälle auch in Socken oder Strumpfhosen stecken, damit sie nicht wegrollen. (Ich kenne einen Therapeuten, der Tennisbälle in lilafarbene Strumpfhosen steckte und sie als »lila Schmerzlöscher« verkaufte.) Finden Sie einen empfindlichen Knoten, platzieren Sie ihn auf dem Ball und lehnen Sie sich langsam dagegen. Drücken Sie aber nicht so stark, dass Sie die Muskeln verkrampfen oder die Schmerzen veratmen müssen.

Die meisten Menschen beginnen mit Tennisbällen. Ein Racquetball eignet sich sehr gut für den oberen Rückenbereich. Ein Ball, der größer als eine Grapefruit, aber kleiner als ein Fußball ist, ermöglicht die sanfte Behandlung der tieferen Bauchmuskeln und ist für wenig Geld in beinahe jedem Spielzeuggeschäft erhältlich.

Andere ballbasierte Werkzeuge, wie Peanuts oder der Original Worm, verbinden zwei oder vier Bälle miteinander. Sie können sie halten oder hinlegen, wo immer Sie sie brauchen. Lehnen Sie sich einfach dagegen. Auch Massagerollbänder aus Holz oder Kunststoff sind erhältlich.

Rollen

Gewöhnlich ziehe ich es vor, den Druck auf einem Triggerpunkt zu halten, aber wenn Sie Ihre Schmerzen lieber ausrollen, ist die dünne, schaumstoffumhüllte Massagerolle, zum Beispiel von Tiger Tail, vielleicht wie für Sie gemacht. Es fühlt sich großartig an, sie auf allen Seiten über die Beine zu rollen. Ebenso können Sie mit einfachen Faszienrollen Ihre Schmerzen und Verspannungen lösen. Ich empfehle, sehr langsam zu rollen, um die volle Wirkung zu erreichen.

Schmerzlinderndes Gel

Ein anderes wunderbares Werkzeug ist sauerstoffhaltiges Gel für die Haut und das darunterliegende Gewebe. Ich verwende O_2 Derm Relief und trage es auf die Spinalnervenversorgung und den Triggerpunkt auf. Der betreffende Muskel entspannt sich innerhalb von Sekunden und spricht besser auf die Behandlung an.

Sicherheit geht vor

Folgende Sicherheitshinweise sollten Sie beachten, wenn Sie zu Hause eine Triggerpunkttherapie durchführen:

Massieren Sie nicht auf dem Puls. Seien Sie vorsichtig, wenn Sie die Vorderseite des Halses (wo sich die Halsschlagader befindet), die Leiste (wo sich die Oberschenkelarterie befindet) oder eine andere Stelle massieren, wo Sie einen Puls spüren. Einen Puls zu massieren, kann die Durchblutung unterbrechen oder Ablagerungen in den Arterien lösen, was zu einem Herzinfarkt oder Schlaganfall führen kann.

Massieren Sie keine Lymphknoten. Das sind die kleinen bohnengroßen Knoten im Hals, in den Achselhöhlen, an der Leiste und an anderen Stellen. Verwechseln Sie sie nicht mit Muskelverhärtungen oder Triggerpunkten, die deutlich kleiner sind. Falls die Lymphknoten geschwollen sind, lassen Sie sie ärztlich untersuchen.

Massieren Sie nicht gerötete oder geschwollene Bereiche. Dadurch verschlimmert sich die Entzündung wahrscheinlich nur. Das ist besonders wichtig, wenn der betroffene Bereich an der Wade ist. Falls Sie eines dieser Symptome haben, suchen Sie einen Arzt auf.

Achten Sie auf »blitzartige« oder pochende Schmerzen. Von Triggerpunkten verursachte Schmerzen sind gewöhnlich tief, dumpf und anhaltend. Wenn Sie akutere Schmerzen haben, gehen Sie damit zum Arzt. Vielleicht haben auch Triggerpunkte etwas damit zu tun, aber die Hauptursache ist meist etwas anderes, darum sollten Sie ärztlichen Rat einholen.

Weitere Behandlungsmethoden

Sie haben nun die Grundlagen der Triggerpunktbehandlung mit physischen Herangehensweisen wie Nervenmobilisation, Druckmassage und verschiedenen Massagewerkzeugen kennengelernt. Diese Ansätze sind zwar alle wichtig, aber es gibt noch viel mehr. Schmerzen empfinden wir durch das Nervensystem. Um Schmerzen unter Kontrolle zu bringen, ist es daher besonders wichtig, das Nervensystem zu beruhigen. Dafür können Sie verschiedene physische und mentale Techniken nutzen. Im Folgenden stelle ich Ihnen meine Favoriten vor.

Atemübungen

Sie haben wahrscheinlich schon festgestellt, dass tiefes Atmen Ihnen helfen kann, sich zu beruhigen, aber wussten Sie schon, dass es die Chemie in Ihrem Körper verändert? Wenn Sie aus Angst, stressbedingt oder wegen schlechter Atemgewohnheiten zu flach atmen oder wenn Sie einfach nicht genug atmen, wandelt Ihr Körper nicht genug eingeatmeten Sauerstoff in CO_2 um, was den pH-Wert des Bluts von 7,4 auf 7,5 oder 7,6 erhöhen kann. Das wird als Hypokapnie bezeichnet. Dabei verengen sich die Blutgefäße, und die normale Durchblutung wird eingeschränkt. Dadurch können sich die Muskeln und Faszien verkrampfen, zucken, sich schwach anfühlen oder schmerzen. Atemübungen sind also nicht nur eine gute Entspannungsmöglichkeit – sie fördern die Durchblutung und helfen, Triggerpunkte zu verhindern und zu behandeln. Meine Lieblingsatemübung ist einfach, aber effektiv:

- Durch die Nase einatmen und dabei bis 6 zählen.
- Den Atem anhalten und dabei bis 1 zählen.
- Langsam ausatmen und dabei bis 4 zählen.
- 3 Minuten lang weitermachen.

Eine andere einfache, aber effektive Atemübung, die ich besonders nützlich zum Einschlafen finde, ist:

- Sich eine Tafel vorstellen.
- Einatmen und sich dabei vorstellen, wie man die Zahl 0 schreibt.
- Langsam und komplett ausatmen und sich dabei vorstellen, wie man die Zahl 0 wieder wegwischt.
- Mit den Zahlen 1 bis 9 wiederholen.

Zappeln, Hampeln und Wackeln

Wenn ein Teil unseres Körpers nicht genug Sauerstoff bekommt, weil er nicht ausreichend durchblutet wird, bewegen wir uns instinktiv, damit dieser Bereich wieder durchblutet wird. Dadurch wird das unangenehme Gefühl unterbrochen, bis wir uns unwillkürlich wieder bewegen müssen.

Das Problem entsteht, wenn wir diese instinktive Bewegung unterdrücken, weil wir meinen, von anderen beobachtet und vielleicht kritisiert oder für seltsam gehalten zu werden. Deshalb bleiben wir ruhig sitzen und lassen zu, dass sich das unangenehme Gefühl verstärkt. In diesem Fall dürfen wir uns nichts aus der Meinung anderer machen! Zappeln Sie so viel herum, wie Sie müssen, damit Sie sich wohlfühlen!

Klopfen

Wenn man chronische Schmerzen hat, wird das Gehirn meist entweder hypererregbar oder es gewöhnt sich an gesteigerten neurologischen Input. Das wird als Akkommodation bezeichnet. Kurz gesagt schenkt das Gehirn dem Input keine Aufmerksamkeit mehr. Die Weichteilgewebe im Körper verspannen sich und werden weniger durchblutet. Eine geringere Durchblutung bedeutet, weniger Sauerstoff erreicht die Haut, Nerven und Muskeln im angespannten Bereich. Wenn nicht genug Sauerstoff vorhanden ist, haben wir oft Schmerzen. Sanftes, schmerzloses Klopfen auf den gesamten Körper lenkt die Aufmerksamkeit des Gehirns auf die Bereiche, die es zu ignorieren versucht.

Für eine gewisse Zeit steigert es auch die Durchblutung, wodurch wir uns freier und mit weniger Schmerzen bewegen können. Klopfen erfordert keine Hilfsmittel und lässt sich beinahe überall durchführen. Manchmal sieht man auch, dass Kampfsportler oder Olympioniken sich selbst abklopfen. Diese Technik ist kaum wissenschaftlich erforscht, aber ich habe sie noch nie versagen sehen.

Wenn Sie Geld ausgeben möchten, können Sie sich auch eine spezielle Bürste zum sogenannten Trockenbürsten der Haut kaufen. Sie funktioniert auf dieselbe Weise. (Ich erreiche auch dieselben Ergebnisse, wenn ich mich nach dem Duschen abtrockne – aber das kann ich schlecht auf der Arbeit machen!)

Selbstfürsorge ist eine Grundvoraussetzung, wenn Sie möchten, dass es Ihnen besser geht. Sich einfach nur auf einen Behandlungstisch zu legen und »in Ordnung gebracht« zu werden, funktioniert selten. Sie müssen auf Ihre allgemeine Gesundheit achten, um eine Umgebung zu schaffen, in der Ihr Nervensystem und Ihre Muskeln herunterfahren können. Genug Schlaf, eine ausgewogene Ernährung und Zeit zum Entspannen sind keine Punkte, die Sie einfach von Ihrer To-do-Liste streichen können – sie sind effektive Techniken zum Schmerzmanagement.

Verstehen, was passiert

Ein großer Bestandteil des Umgangs mit Schmerzen besteht darin zu verstehen, was im Körper passiert. Zu häufig befürchten manche Menschen, irgendetwas Unbekanntes verursache ihre Schmerzen. Sie denken, etwas Beängstigendes lauere in ihrem Gewebe, und gehen vom Schlimmsten aus. Ein solches Grübeln ist schädlich und muss aufhören.

Wenn Sie den Differenzialdiagnoseprozess hinter sich haben, viele Ärzte aufgesucht haben und unzählige Aufnahmen und Untersuchungen haben machen lassen, ist es sehr unwahrscheinlich, dass ein verborgener Prozess für Ihre Schmerzen verantwortlich ist. Narbengewebe bildet sich innerhalb von zwei bis drei Monaten nach einer Verletzung (auch wenn es etwa ein Jahr dauert, bis es vollständig ausgebildet ist). Falls die Ursache Ihrer Schmerzen etwas ist, was auf Röntgen-, CT- oder MRT-Aufnahmen entdeckt werden kann, werden Sie es in den Ergebnissen sehen. Aber die Wahrheit ist, dass sich bei den meisten Menschen, die mit diesen Geräten untersucht werden, nichts finden lässt, was mit ihren Schmerzen verbunden ist. Sehr wahrscheinlich haben Sie ein sensibles Nervensystem, gereizte Nerven oder Triggerpunkte – und sind nicht einer mysteriösen Erkrankung ausgeliefert, für die Sie nie eine Behandlungsmethode finden werden.

Außerdem gibt es nur wenige Arten von Weichteilgewebe in Ihrem Körper. Sie alle haben lateinische und griechische medizinische Namen, die sie beängstigender klingen lassen können, als sie sein müssen. Meiner Meinung nach sollte die Diagnose entmystifiziert werden. Ärzte sollten einen Körperteil nennen und vielleicht sagen können, warum er schmerzt. Es muss nichts Furchteinflößendes sein. Einfach zu verstehen, warum Sie Schmerzen haben, und zu wissen, dass man hilfreiche Werkzeuge hat, ist eine große Erleichterung. Dieses Buch steckt voller Ideen und Anleitungen, um Ihnen zu helfen, mit Ihren Schmerzen zurechtzukommen – Sie haben die Möglichkeit, sie unter Kontrolle zu bringen.

Das Gehirn neu trainieren

Nun, da Sie wissen, dass Ihre Schmerzen wahrscheinlich von gereizten Nerven und Muskeln ausgehen, können Sie aufhören, sich auf das Unbekannte zu konzentrieren. Denken Sie stattdessen so über Schmerzen nach, dass es Sie nicht stresst und das Problem noch verschlimmert. Folgende Techniken können Ihnen helfen, Ihre Schmerzbehandlung entspannter anzugehen:

- Ihr Arzt oder Therapeut hat Ihnen vielleicht gesagt, welche Muskeln bei Ihnen die größten Probleme verursachen. Schlagen Sie sie in diesem Buch nach und lernen Sie etwas über sie. Wohin senden sie Schmerzen aus?
- Wenn Sie eine Behandlung oder Technik finden, die Ihre Schmerzen lindert, wissen Sie, dass Sie sie wiederholen sollten. Machen Sie immer wieder das, was positive Ergebnisse erzielt hat.

Hilfreiche Gewohnheiten

Gewohnheiten, die den Geist beruhigen und unsere Muskeln und Nerven entspannen, tragen dazu bei, uns Schmerzen vom Leib zu halten. Folgende halte ich für besonders nützlich:

- Nehmen Sie eine Eieruhr und legen Sie sie auf die andere Seite des Zimmers. Stellen Sie sie so ein, dass Sie alle 20 Minuten aufstehen müssen, um Sie wieder zu stellen. So sitzen Sie nie zu lange still, was Ihren Muskeln hilft.
- Achten Sie darauf, dass Ihr Stuhl zu Ihnen passt. Idealerweise stehen die Füße auf dem Boden, der Rücken wird abgestützt, und die Ellbogen liegen auf den Armlehnen auf.
- Gehen Sie jeden Tag um dieselbe Zeit ins Bett und stehen Sie zur selben Zeit auf.
- Kommunizieren Sie klar, häufig und offen mit den Menschen, die Ihnen nahestehen.
- Ein aktives Sozialleben ist sehr wichtig. Religiöse Einrichtungen, Vereine und Bürgerinitiativen sorgen dafür, dass Sie in Kontakt mit anderen Menschen kommen und Beziehungen eingehen. Das hat große Auswirkungen auf Schmerzen.

Finden Sie eine Sportart oder Bewegungsform, die Sie interessiert. Ich mache beispielsweise gern Kampfsport und Gesellschaftstänze. Das trainiert die Muskeln und macht Spaß.

- Manche Menschen schreiben ihr Schmerzmuster auf oder drucken es aus dem Internet aus und hängen es sich auf, wo sie es immer sehen können. Das erinnert sie daran, was das Problem ist, und hält sie davon ab, es aufzubauschen oder sich das Worst-Case-Szenario auszumalen.
- Den Bereich, in dem Sie normalerweise Schmerzen haben, mit einer kleineren, schmerzlosen Übung zu bewegen (und diese häufig zu wiederholen), kann helfen, die Signale zwischen den Nerven und dem Gehirn zu verändern. Dadurch realisiert Ihr Gehirn, dass Bewegungen sicher sind. Mit der wiederholten Ausführung der beiden Übungen in Kombination wird die einst schmerzhafte Übung schmerzfrei.

- Wenn Sie sich vorstellen, wie Sie Aktivitäten ohne Schmerzen durchführen, kann es helfen, Ihr Gehirn neu zu trainieren, sodass es nicht immer dieselbe Reaktion auf bestimmte Umstände erzeugt.
- Die Atemübungen auf Seite 29 f. wirken Wunder, wenn es darum geht, das Nervensystem herunterzufahren.
- Die vorgestellten Nervenmobilisationstechniken beruhigen die Nerven und damit häufig auch das Gehirn.
- Wenn Sie auf Triggerpunkte drücken, ist es häufig beruhigend, die Bereiche nur leicht zu berühren und den Druck zwei bis vier Minuten lang zu halten. Das Gehirn lernt von leichten Berührungen über einen langen Zeitraum.

Tipps und Tricks

Im Laufe der Jahre habe ich festgestellt, dass folgende Tipps helfen, die Triggerpunkttherapie effektiver zu gestalten:

- Wenn Menschen sehr störende Schmerzen haben, vergessen sie oft wichtige Details, die häufig am hilfreichsten sind. Die Lösung: Eine Liste! Erstellen Sie eine einseitige Liste mit Stichpunkten, was Sie tun müssen, um Ihre Triggerpunkte zu behandeln. Bewahren Sie an einigen wichtigen Orten Kopien auf, wo Sie schnell darauf zugreifen können. Ich habe schon den Kühlschrank, eine Wand neben meinem Schreibtisch und mein Telefon benutzt. Sie können auch eine Liste auf Ihrem Smartphone erstellen. Ihre Lösungen können unterschiedlich aussehen – die Hauptsache ist, Sie schreiben eine solche Liste.
- Außerdem können Sie die Seiten in diesem Buch, die Sie am häufigsten verwenden, kopieren oder mit einem Lesezeichen versehen, damit Sie schnell darauf zugreifen können. Oder fotografieren Sie die relevanten Seiten und speichern Sie sie in einem Ordner auf Ihrem Handy ab, wo sie leicht abrufbar sind.
- Es passiert schnell, dass man sich zu viel behandelt, wenn man in Eile ist oder starke Schmerzen hat. Doch das kann zu mehr Schmerzen führen. Behandeln Sie einen Bereich ein- bis zweimal mal pro Tag – nicht öfter. Vergessen Sie nicht, zu

atmen und sich zu bewegen. Nutzen Sie Wärme oder ein warmes Bad. Falls ein bestimmter Muskel sehr stark gereizt ist, können ein Kühlpack oder ein Beutel gefrorene Erbsen ihn beruhigen, aber ich empfehle, mit Wärme zu beginnen.

- Selbstbehandlung ist wichtig, aber das Timing und die Häufigkeit sind sehr individuell. Manche Menschen müssen ihre Triggerpunkte täglich behandeln, einfach um den Tag zu überstehen. Anderen hilft es, es nur einige Male pro Woche zu tun. Es ist sinnvoll, Triggerpunkte häufig genug zu behandeln, dass Sie Fortschritte beobachten und beibehalten können. Setzen Sie sich aber nicht in den Kopf, ein willkürliches Ziel erreichen zu müssen.
- Steigern Sie sich nicht so sehr in körperliche Aktivitäten hinein – wie den Boden zu wischen oder einen Nagel in die Wand zu schlagen –, dass Sie Schmerzen bekommen. Machen Sie eine Pause und kümmern Sie sich um sich selbst. So müssen Sie nicht später dafür bezahlen. Und nur weil Sie keine Zeit für eine komplette Behandlung haben, bedeutet es nicht, dass Sie nicht schnell etwas tun können, um Ihre Schmerzen zu lindern. Tun Sie, was Sie können. Ihr Körper wird es Ihnen danken.
- Sich auf etwas zu konzentrieren, was Ihnen Spaß macht, lenkt Ihr Gehirn häufig von Schmerzen ab, und Ablenkung ist ein starkes Schmerzmittel. Suchen Sie sich eine Aktivität, die Sie gern ausüben und der sie regelmäßig nachgehen können, wie ehrenamtliches Engagement in einer gemeinnützigen Einrichtung.
- Mit den Atemübungen auf Seite 29 f. lassen sich Schmerzen meist deutlich abschwächen.
- Schmerzen werden stärker, wenn Sie gestresst sind. Es kann sehr wichtig sein, auslösende Stressoren möglichst zu vermeiden. Daher ist es manchmal hilfreich, die Nachrichten oder soziale Medien zu meiden.
- Schlaf ist unglaublich wichtig. Wenn Sie unter Schlaflosigkeit leiden oder Probleme mit Ihrer Schlafqualität haben, sollten Sie nach Lösungen suchen. Eine grundlegende Schlafhygiene verbessert die Schlafqualität spürbar. Nutzen Sie das Schlafzimmer ausschließlich zum Schlafen oder für Erwachsenenaktivitäten – nicht um über Finanzen zu sprechen, sich mit den Kindern zu beschäftigen oder fernzusehen.

BEVOR ES LOSGEHT

Sehen Sie sich zunächst den Symptomindex auf Seite 187 f. an oder blättern Sie zu dem Kapitel, das sich speziell mit dem Bereich des Körpers beschäftigt, wo Sie Schmerzen verspüren. Dort erhalten Sie Informationen für jeden Muskel (oder jede Muskelgruppe), die Sie benötigen, um diesen Bereich zu behandeln, angefangen mit einer Abbildung der ungefähren Lage der Triggerpunkte und dem damit verbundenen Schmerzmuster. Die hervorgehobenen Triggerpunkte zeigen allerdings keine genauen Stellen an; Triggerpunkte sind sehr klein und können sich überall innerhalb des Muskels befinden. Beachten Sie auch, dass auf einem Bild vielleicht nur die Triggerpunkte auf einer Seite des Körpers zu sehen sind, sie aber auch auf der anderen Körperseite oder gleichzeitig auf beiden Seiten auftauchen können. Ich bezeichne die Seite, auf der Sie Schmerzen haben, als »Behandlungsseite« und die Seite, auf der Sie keine Schmerzen haben, als »Nichtbehandlungsseite«.

Als Nächstes erfahren Sie, wo Sie Schmerzen spüren, wenn Sie in einem bestimmten Muskel Triggerpunkte haben, und welche anderen Symptome aufgrund dieser Triggerpunkte vielleicht auftreten. Außerdem sind häufige Gründe aufgeführt, warum diese Triggerpunkte entstehen. Und was am wichtigsten ist: Für jeden Muskel werden vier wichtige Behandlungsschritte erläutert.

Schritt 1 **Behandlung der Wirbelsäule**

Die Nerven, die durch Ihren Körper verlaufen, werden über die Wirbelsäule mit Ihrem Gehirn verbunden. Wenn Sie den Bereich neben dem richtigen Abschnitt der Wirbelsäule massieren, können Sie die Schmerzen in allen Muskeln behandeln, die mit diesem Abschnitt in Verbindung stehen. Schritt 1 verrät Ihnen, durch welche Wirbel die Nervenversorgung des Muskels verläuft, damit Sie die paraspinalen Muskeln (die Muskeln direkt neben der Wirbelsäule) an der richtigen Stelle massieren können.

Schritt 2 Nervenmobilisation

Einen Nerv zu mobilisieren (ihn wie ein Stück Zahnseide hin und her gleiten zu lassen), reduziert die Reizung des Nervs und dadurch auch die Schmerzen in den Muskeln, die er versorgt. Schritt 2 verrät Ihnen, mit welcher Bewegung Sie den Nerv mobilisieren können, der den betreffenden Muskel versorgt.

Schritt 3 Behandlung der Triggerpunkte

Schritt 3 zeigt Ihnen, wie Sie empfindliche Stellen finden und mit sanfter Druckmassage Druck ausüben können.

Schritt 4 Sanfte Bewegung

Schwedische Gymnastik (Seite 22) fördert die Durchblutung und trägt dazu bei, Ihr Gehirn neu zu trainieren, damit es versteht, dass der betreffende Muskel immer noch über einen Bewegungsumfang verfügt, auch wenn er schmerzt. Dieser Schritt zeigt Ihnen, welche Bewegungen Sie nutzen können.

Jede Anleitung enthält auch eine Liste mit anderen Muskeln, die Sie behandeln sollten. Vergessen Sie nicht, dass Triggerpunkte in einem Bereich Schmerzen auf einen komplett anderen Bereich übertragen können. Manchmal müssen Sie daher einen Muskel an einer Stelle behandeln, mit der Sie nicht gerechnet hätten. Diese Liste zeigt Ihnen, wo Sie anfangen sollten.

Legen Sie los!

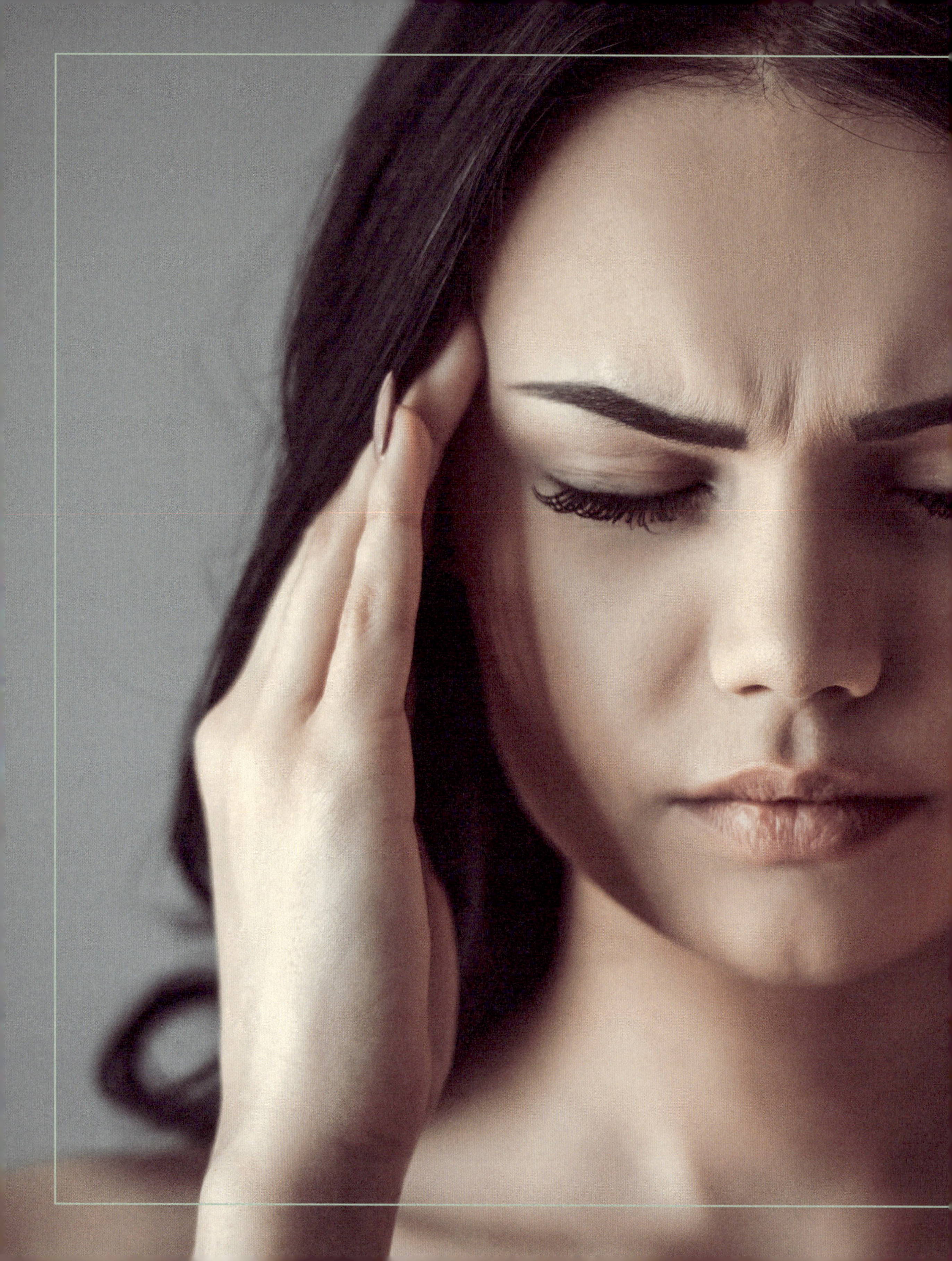

2

KOPF UND GESICHT

Leiden Sie unter Schmerzen in Kopf, Gesicht oder Kiefer? Häufig werden Beschwerden, die mit Kopfschmerzen oder kraniomandibulärer Dysfunktion verbunden sind, von Triggerpunkten ausgelöst – auch wenn sich diese oft nicht im Kopf oder Gesicht selbst befinden, sondern in den Kopfnickern im Hals oder in den Trapezmuskeln der Schultern. Dieses Kapitel bietet Ihnen Anleitungen, wo und wie Sie massieren sollten, um diese Schmerzen zu lindern.

SCHLÄFENMUSKEL

(Musculus temporalis)

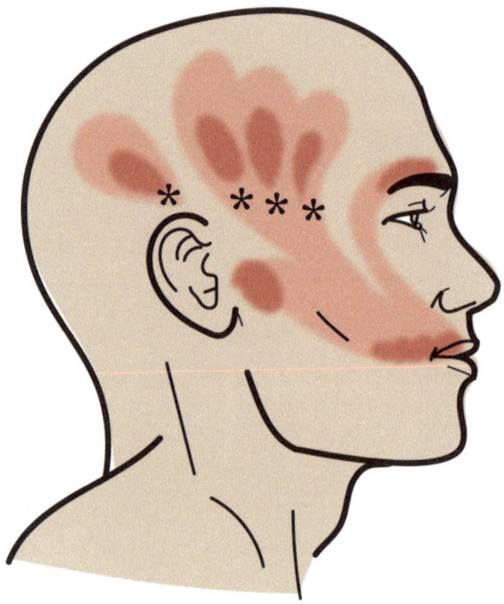

Wo es schmerzt: an der Schläfe und am Teil des Kiefers unterhalb der Schläfe
Weitere mögliche Symptome: Zahnschmerzen oder empfindliche Zähne. Ein Polizist, in dessen Schläfenmuskel nach einem Auffahrunfall Triggerpunkte entstanden waren, dachte nach einer Behandlung dieses Muskels, ich hätte seine Zahnschmerzen beseitigt.
Häufige Ursachen: Triggerpunkte im Trapezmuskel oder Kopfnicker. Manchmal wird der Schläfenmuskel von Zahnproblemen oder einem Schlag gegen den Kopf gereizt.

Schritt 1 Behandlung der Wirbelsäule

- Da dieser Muskel von einem Nerv im Kopf versorgt wird, ist keine paraspinale Behandlung nötig.

Schritt 2 Nervenmobilisation

- Führen Sie die Nervenmobilisation »Kiefersäge« (Seite 53) durch, um den fünften Hirnnerv *(Nervus trigeminus)* zu mobilisieren.

Schritt 3 Behandlung der Triggerpunkte

- Den Mund weit öffnen und die Muskeln an der Außenseite abtasten, um zu spüren, wo die Verspannung ist. Diese Stelle gilt es zu behandeln.
- Sanft in einer Linie etwa einen Fingerbreit über dem Knochen zwischen dem äußeren Augenwinkel und dem Ohr drücken und nach empfindlichen Stellen suchen.
- Auf jede empfindliche Stelle 10 bis 90 Sekunden lang Druck ausüben.

Schritt 4 Sanfte Bewegung

- Insgesamt 5-mal sanft gähnen.

Andere Muskeln, die behandelt werden sollten: der Trapezmuskel (Seite 62), der Kopfnicker (Seite 56) und der Kaumuskel (Seite 42)

TIPP Sanftheit ist bei der Behandlung dieses Muskels der Schlüssel zum Erfolg. Zu starkes Drücken kann Kopfschmerzen verursachen.

KAUMUSKEL

(Musculus masseter)

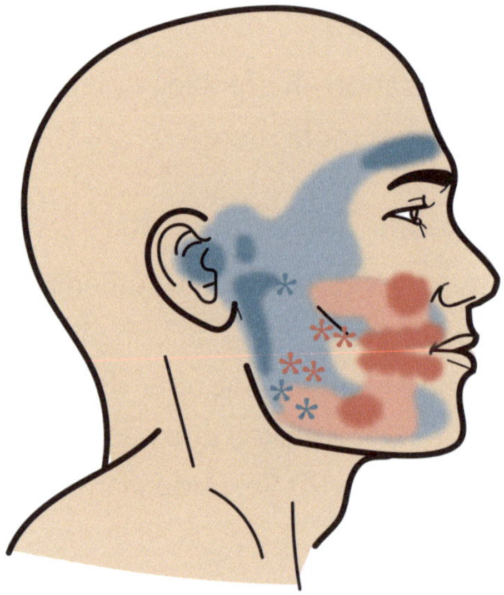

Wo es schmerzt: am Kiefer und häufig an der Stirn und im Bereich der Nasennebenhöhlen

Weitere mögliche Symptome: Spannungsgefühle beim weiten Öffnen des Mundes und Klingeln im Ohr

Häufige Ursachen: Triggerpunkte im Trapezmuskel oder Kopfnicker, Zahnprobleme oder ein Schlag gegen den Kopf

Schritt 1 Behandlung der Wirbelsäule

- Da dieser Muskel von einem Nerv im Kopf versorgt wird, ist keine paraspinale Behandlung nötig.

Schritt 2 Nervenmobilisation

- Führen Sie die Nervenmobilisation »Kiefersäge« (Seite 53) durch, um den fünften Hirnnerv zu mobilisieren.

Schritt 3 Behandlung der Triggerpunkte

- Den Mund öffnen und spüren, wo die Verspannung ist. Diesen kurzen Muskel sanft abtasten und nach empfindlichen Stellen suchen.
- Auf jede empfindliche Stelle 10 bis 90 Sekunden lang Druck ausüben.

Schritt 4 Sanfte Bewegung

- Insgesamt 5-mal sanft gähnen.

Andere Muskeln, die behandelt werden sollten: der Trapezmuskel (Seite 62), der Kopfnicker (Seite 56) und der Schläfenmuskel (Seite 40)

TIPP

Mit den Zähnen Eis zu zerkleinern oder Nüsse zu knacken, kann diesen Muskel reizen – tun Sie es daher nicht. Als ich nach einem Autounfall Schmerzen im Kaumuskel hatte, waren Kaugummikauen oder das Essen zäher, klebriger Speisen sehr schmerzhaft. Ich empfehle, auf beides zu verzichten, bis Sie den Muskel behandelt haben und er sich erholt hat.

INNERER UND ÄUSSERER FLÜGELMUSKEL

(Musculus pterygoideus medialis* und *lateralis)

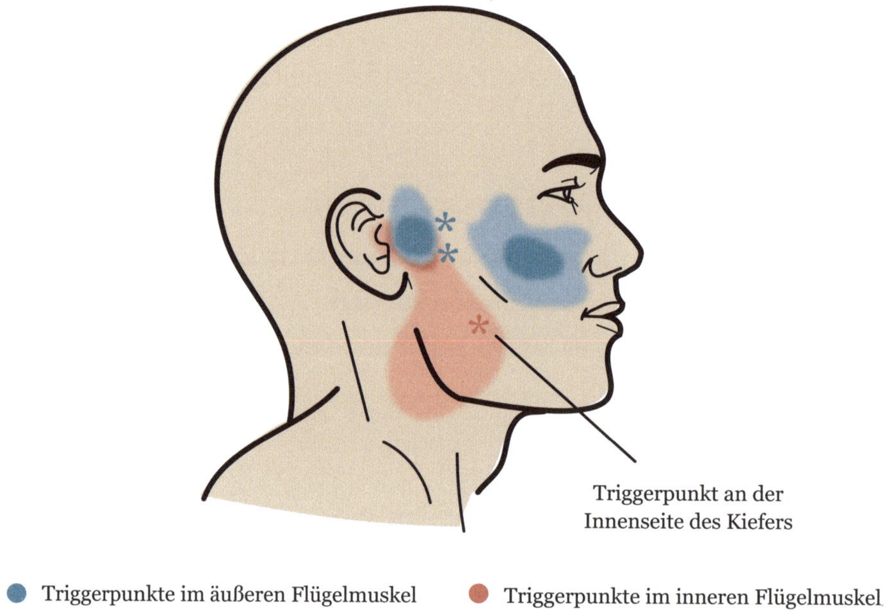

Wo es schmerzt: am Kiefer und im Bereich der Nasennebenhöhlen. Falls Sie dachten, Sie hätten Druck in den Nasennebenhöhlen, aber Erkältungsmedikamente haben nicht geholfen, sind vielleicht Triggerpunkte in diesem Bereich schuld.

Weitere mögliche Symptome: Schwierigkeiten, den Kiefer von einer Seite zur anderen zu bewegen; eine Zickzackbewegung des Kiefers, die sich im Spiegel beobachten lässt, oder Knacken und Klicken im Kiefer. Eine Patientin erzählte mir mit Tränen in den Augen, dass ihre Familie sich seit der Behandlung nicht mehr über die Geräusche lustig machte, die ihr Kiefer beim Essen verursacht hatte.

Häufige Ursachen: Triggerpunkte im Trapezmuskel oder Kopfnicker, Zahnprobleme oder ein Schlag gegen den Kopf

Schritt 1 Behandlung der Wirbelsäule

- Da dieser Muskel von einem Nerv im Kopf versorgt wird, ist keine paraspinale Behandlung nötig.

Schritt 2 Nervenmobilisation

- Die Nervenmobilisation »Kiefersäge« (Seite 53) durchführen, um den fünften Hirnnerv zu mobilisieren.

Schritt 3 Behandlung der Triggerpunkte

- Den Finger unter das Ende des Knochens hinten am Kiefer rollen und nach empfindlichen Stellen an der Innenseite des Kiefers suchen. Auch vor dem Kiefergelenk tasten, wenn es geöffnet ist. Nach innen und vorn drücken, dann nach innen und unten. (All das wird von außen gemacht – suchen Sie nicht innen im Mund nach empfindlichen Stellen.)
- Auf jede empfindliche Stelle 10 bis 90 Sekunden lang Druck ausüben.

Schritt 4 Sanfte Bewegung

- Insgesamt 5-mal sanft gähnen.

Andere Muskeln, die behandelt werden sollten: der Trapezmuskel (Seite 62), der Kopfnicker (Seite 56), der Kaumuskel (Seite 42) und der Schläfenmuskel (Seite 40)

ZWEIBÄUCHIGER MUSKEL

(Musculus digastricus)

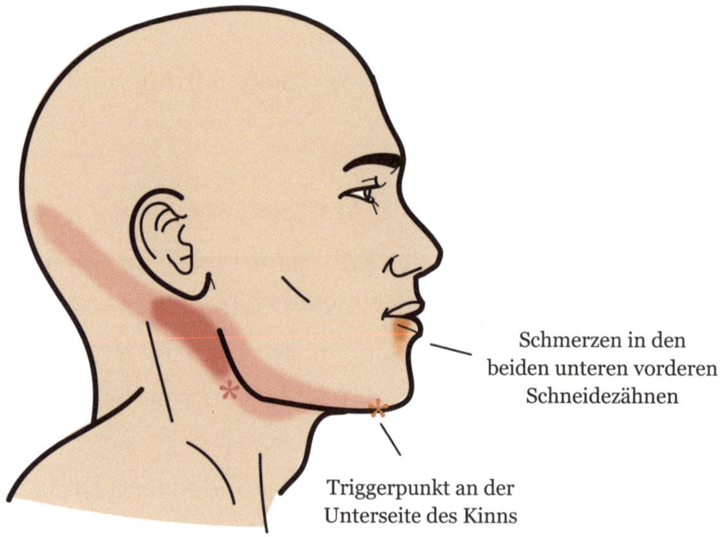

Wo es schmerzt: an den beiden unteren vorderen Schneidezähnen sowie hinten unter dem Kiefer und Ohr

Weitere mögliche Symptome: Ohrenschmerzen

Häufige Ursachen: Schleudertrauma und Zähneknirschen

Schritt 1 Behandlung der Wirbelsäule

- Da dieser Muskel von Nerven im Kopf versorgt wird, ist keine paraspinale Behandlung nötig.

Schritt 2 Nervenmobilisation

- Führen Sie die Nervenmobilisation »Kiefersäge« (Seite 53) durch, um den Gesichtsnerv *(Nervus facialis)* und den fünften Hirnnerv zu mobilisieren.

Schritt 3 Behandlung der Triggerpunkte

- Vorn unter dem Kiefer nach empfindlichen Stellen tasten.
- Auf jede empfindliche Stelle 10 bis 90 Sekunden lang Druck ausüben.

Schritt 4 Sanfte Bewegung

- In einer neutralen Position sitzen oder stehen.
- Um den Muskel zu dehnen, den Kopf sanft nach hinten neigen und zur Decke blicken. Nicht den Nacken recken oder den Kopf komplett nach hinten neigen – einfach nur nach oben blicken. In die neutrale Position zurückkehren.
- Um den Muskel zu verkürzen, den Kopf (nicht den Nacken) nach unten neigen und auf den Boden blicken. In die neutrale Position zurückkehren.
- Insgesamt 5-mal wiederholen.

Andere Muskeln, die behandelt werden sollten: der Kopfnicker (Seite 56)

TIPP Für Menschen, die mit den Zähnen knirschen, kann eine Aufbissschiene nützlich sein.

HINTERKOPF-STIRN-MUSKEL

(Musculus occipitofrontalis)

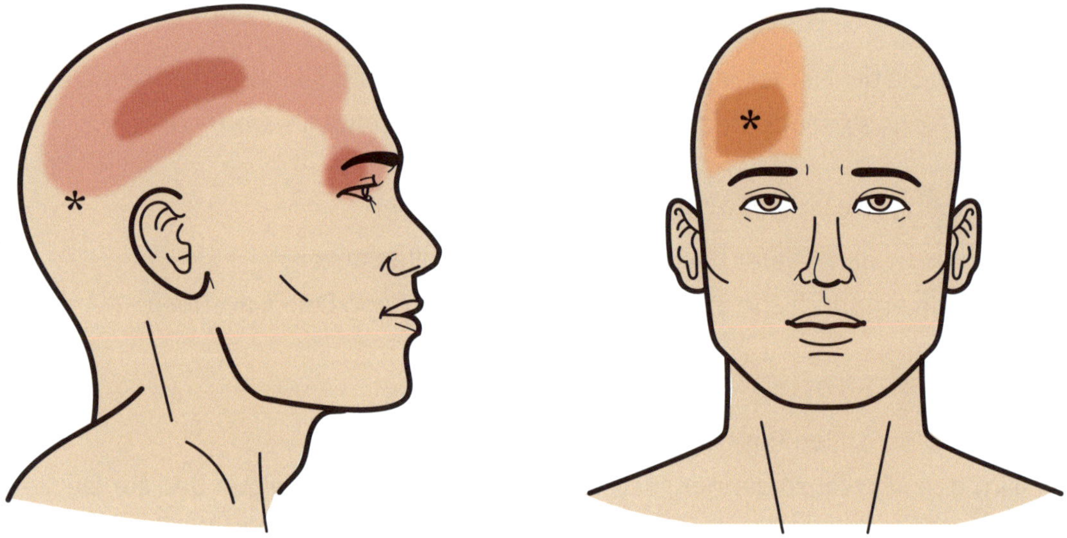

Wo es schmerzt: am Hinterkopf *(Musculus occipitalis)*, an der Stirn *(Musculus frontalis)* und der Kopfhaut dazwischen. Dieser Muskel ist in dem Sinne ungewöhnlich, dass er keine Schmerzen auf einen anderen Körperteil überträgt – er erzeugt nur in dem Bereich Schmerzen, wo er sich befindet.

Weitere mögliche Symptome: Schmerzen am Hinterkopf, wenn man sich auf ein Kissen legt

Häufige Ursachen: Stürze oder Schläge auf den Kopf. Selbst das Tragen eines Helms beim Sparring oder Radfahren verhindert nicht, dass in diesen Muskeln Triggerpunkte entstehen.

Schritt 1 Behandlung der Wirbelsäule

- Mit den Fingern Druck auf die paraspinalen Muskeln neben den ersten drei Wirbeln im oberen Nacken ausüben. Nicht auf den Knochen selbst drücken.
- Auf jede empfindliche Stelle 10 bis 60 Sekunden lang Druck ausüben.

Schritt 2 Nervenmobilisation

- Die Nervenmobilisation »Kiefersäge« (Seite 53) durchführen, um den Gesichtsnerv zu mobilisieren.
- Nach der letzten Kieferbewegung die Zunge herausstrecken und langsam von einer Seite zur anderen bewegen. Dann die Augenbrauen heben und senken.
- Die gesamte Sequenz insgesamt 10-mal wiederholen.

Schritt 3 Behandlung der Triggerpunkte

- Mit den Fingern langsam und sanft Stirn, Kopfhaut und Hinterkopf abtasten und nach empfindlichen Stellen suchen.
- Auf jede empfindliche Stelle 10 bis 90 Sekunden lang sanften Druck ausüben.

Schritt 4 Sanfte Bewegung

- Für diesen Muskel gibt es keine entsprechende Bewegung.

Andere Muskeln, die behandelt werden sollten: der Kopfnicker (Seite 56) und der Trapezmuskel (Seite 62)

TIPP Seien Sie sanft! Diese Muskeln sind sehr dünn und benötigen nicht viel Druck.

KURZE NACKENMUSKELN

(Musculi suboccipitales)

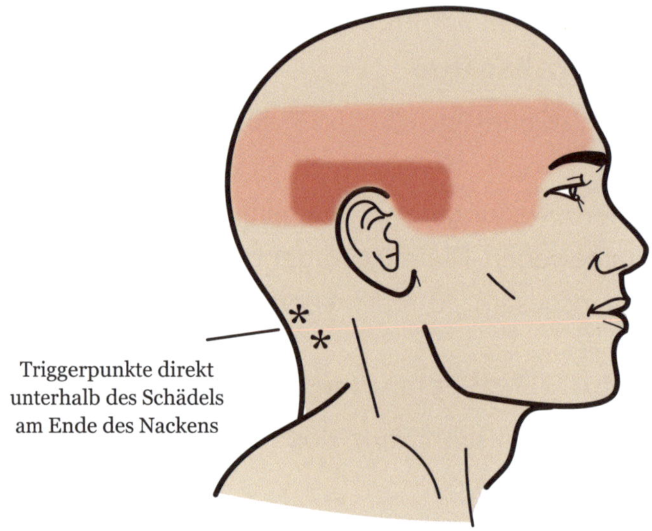

Wo es schmerzt: Die Schmerzen verlaufen durch den gesamten Kopf und scheinen sich häufig dicht hinter dem Auge festzusetzen.
Weitere mögliche Symptome: Verspannungen im ganzen Körper
Häufige Ursachen: Schleudertrauma, chronischer Stress

Schritt 1 Behandlung der Wirbelsäule

- Mit den Fingern Druck auf die tiefen paraspinalen Muskeln in den Vertiefungen direkt neben dem Wirbel C1 ganz oben am Nacken ausüben. Nicht auf den Knochen selbst drücken.
- Auf beiden Seiten der Wirbelsäule 10 bis 90 Sekunden lang Druck ausüben.

Schritt 2 Nervenmobilisation

- Die Nervenmobilisation »Für die Gesundheit hängen lassen« (Seite 136) durchführen, um den Hinterkopfnerv *(Nervus suboccipitalis)* zu mobilisieren.

Schritt 3 Behandlung der Triggerpunkte

- Auf den Rücken legen, das Kinn zur Brust führen und in der Mitte des Bereichs, wo der Schädel auf die Wirbelsäule trifft, sanft nach empfindlichen Stellen tasten.
- Auf jede empfindliche Stelle 10 bis 90 Sekunden lang sanften Druck ausüben.

Schritt 4 Sanfte Bewegung

- In einer neutralen Position sitzen oder stehen.
- Um die Muskeln zu dehnen, das Kinn sanft zur Brust führen. In die neutrale Position zurückkehren.
- Um die Muskeln zu verkürzen, den Kopf sanft nach vorn strecken. In die neutrale Position zurückkehren.
- Insgesamt 5-mal wiederholen.

Andere Muskeln, die behandelt werden sollten: Der Trapezmuskel (Seite 62), der Kopfnicker (Seite 56) und gelegentlich die Brustmuskeln (Seite 118 und 120) können Schmerzen auf die kurzen Nackenmuskeln übertragen.

Sicherheit geht vor

Wenn ich nur einen Bereich behandeln könnte, wären es die kurzen Nackenmuskeln. Meist entspannt sich der ganze Körper dabei. Sie müssen allerdings sehr vorsichtig sein. So finden Sie heraus, ob es sicher ist, Ihre kurzen Nackenmuskeln selbst zu behandeln, oder ob Sie lieber einen Arzt aufsuchen sollten:

- Lehnen Sie sich mit geschlossenen Augen nach vorn und legen Sie die Ellbogen auf die Knie.
- Stützen Sie den Kopf auf die Hände und öffnen Sie die Augen.
- Lassen Sie eine andere Person beobachten, ob Ihre Augen anfangen zu »springen«, das heißt sich schnell von einer Seite zur anderen oder nach oben und unten zu bewegen, während Sie in eine Richtung blicken. Falls sie das tun, kann es ein Zeichen für ein ernsthaftes gesundheitliches Problem sein. Dann ist es Zeit, zum Arzt zu gehen. Behandeln Sie sich nicht selbst.

Falls Ihre Augen nicht springen, drücken Sie sanft auf die kurzen Nackenmuskeln. Wenn Sie das Gefühl haben, in Ohnmacht zu fallen oder seltsame Empfindungen wie Taubheit, Kribbeln oder Kraftlosigkeit im Arm spüren, behandeln Sie sich nicht selbst. Suchen Sie einen Arzt auf.

NERVENMOBILISATION: Kiefersäge

Diese Bewegung mobilisiert den fünften Hirnnerv und den Gesichtsnerv, was zur Schmerzlinderung in verschiedenen Kopf- und Gesichtsmuskeln beiträgt, wie im Hinterkopf-Stirn-Muskel (Seite 48), Schläfenmuskel (Seite 40) und in den Flügelmuskeln (Seite 44).

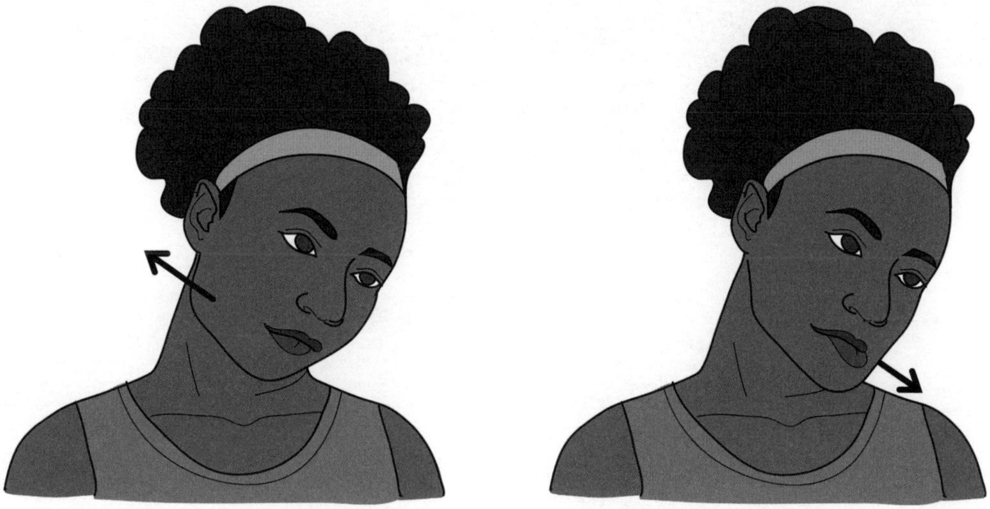

- In einer neutralen Position sitzen oder stehen. Der Kopf ist entspannt, aber aufrecht, und der Blick ist nach vorn gerichtet.
- Das Kinn nach hinten schieben und das Ohr zur Schulter bringen, weg von der behandelten Seite. Den Kopf nach unten neigen, sodass der Blick auf die gegenüberliegende Hosentasche gerichtet ist. Den Kiefer langsam von einer Seite zur anderen bewegen.
- Diese Bewegung muss langsam ausgeführt werden.
- 10-mal wiederholen.

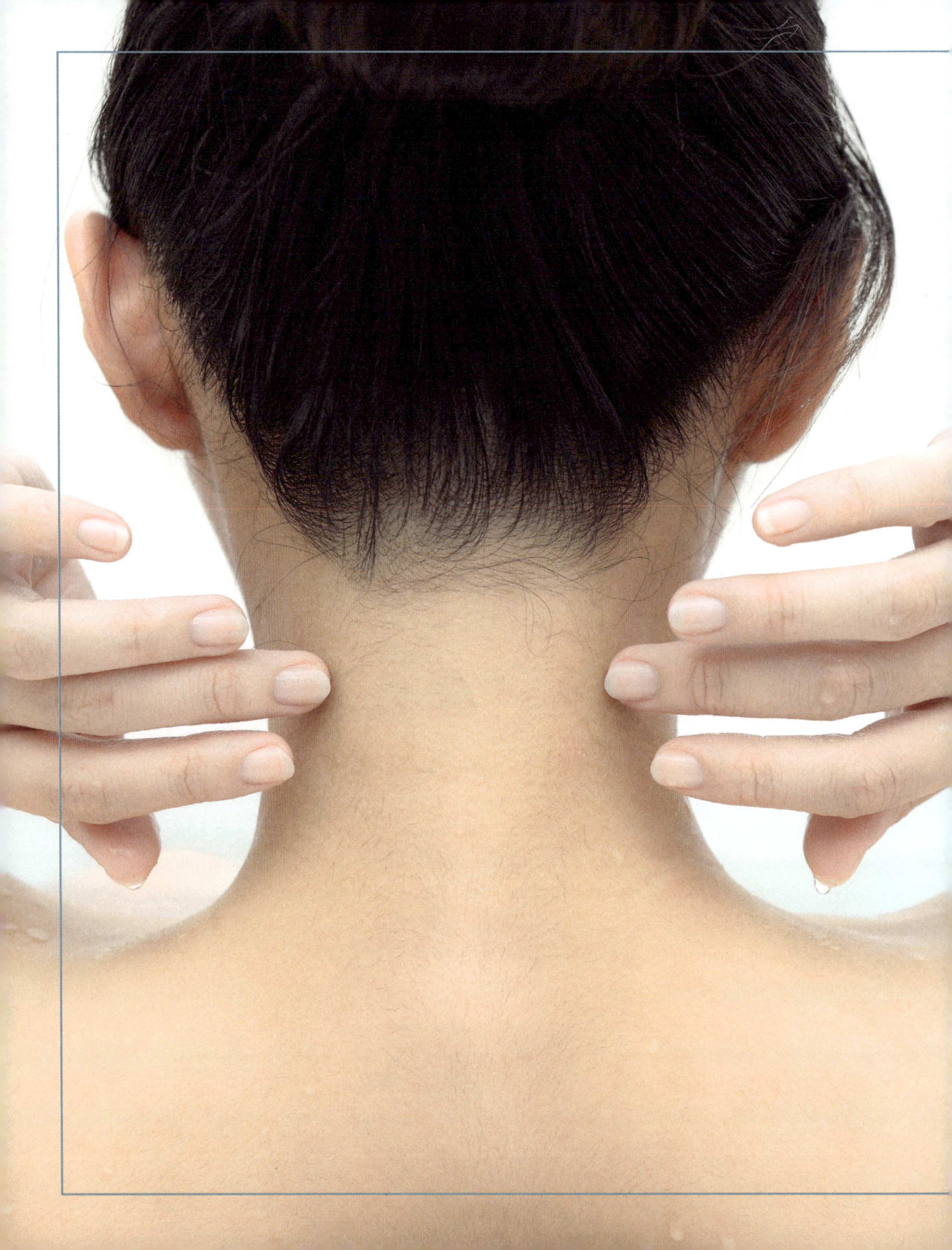

3

NACKEN UND SCHULTERN

Triggerpunkte im Nacken und in den Schultern können Schmerzen auf viele verschiedene Bereiche übertragen. Kopfschmerzen und Taubheitsgefühle in den Armen können beispielsweise dadurch verursacht werden. Traumata wie Autounfälle, Stürze und Arbeitsunfälle ziehen häufig die Entstehung von Triggerpunkten im Nacken und in den Schultern nach sich. Diese können aber auch banalere Ursachen wie eine schlechte Haltung oder sehr langes Sitzen am Schreibtisch haben. Tägliche Selbstbehandlung kann zu lang anhaltender Schmerzlinderung führen.

KOPFNICKER

(Musculus sternocleidomastoideus)

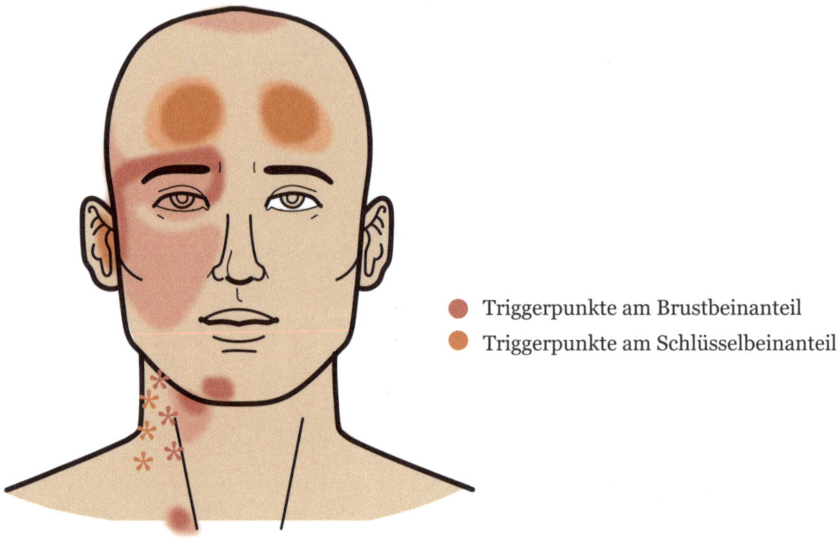

Wo es schmerzt: am Hinterkopf und oben auf dem Kopf, um das Auge herum, auf dem Brustbein, an der Stirn, am Ohr und hinter dem Ohr
Weitere mögliche Symptome: Klingeln im Ohr, Schnupfen, Schwindel und Verengung der Augenlider
Häufige Ursachen: lang anhaltender Stress, Nach-vorn-Strecken des Kopfes

Schritt 1 Behandlung der Wirbelsäule

- Mit den Fingern, einem manuellen Massagegerät oder Triggerpunktdrücker (Seite 26) Druck auf die paraspinalen Muskeln neben den ersten vier Wirbeln im oberen Nacken ausüben.
- Auf beiden Seiten der Wirbelsäule 10 bis 90 Sekunden lang Druck ausüben.

Schritt 2 Nervenmobilisation

- Die Nervenmobilisation »Schulter zurück, Kopf nach vorn« (Seite 78) durchführen, um den elften Hirnnerv *(Nervus accessorius)* zu mobilisieren.

Schritt 3 Behandlung der Triggerpunkte

- Die Hand auf der Nichtbehandlungsseite vor dem Körper zum Brustbeinanteil des Muskels (dem Anteil, der mit dem Brustbein verbunden ist, dargestellt durch die roten Triggerpunkte) führen, diesen anheben und sanft zusammendrücken.
- Die Hand noch ein bisschen weiter führen und dasselbe für den Schlüsselbeinanteil des Muskels (den Anteil, der mit dem Schlüsselbein verbunden ist, dargestellt durch die orangefarbenen Triggerpunkte) tun. Manchmal rutscht dieser Anteil leicht aus den Händen. Ich benutze ein Taschentuch, um ihn festzuhalten.
- Jede empfindliche Stelle 10 bis 90 Sekunden lang zusammendrücken. Sanft vorgehen – es passiert leicht, dass man zu stark drückt und dadurch die Schmerzen verschlimmert.

Schritt 4 Sanfte Bewegung

- In einer neutralen Position sitzen oder stehen.
- Um den Muskel zu dehnen, den Kopf so weit wie angenehm möglich zur Behandlungsseite drehen. Sobald der Kopf gedreht ist, das Kinn absenken und nach hinten und oben blicken. In die neutrale Position zurückkehren.
- Um den Muskel zu verkürzen, dieselbe Bewegung entsprechend auf der anderen Seite wiederholen.
- Die Bewegung insgesamt 5-mal wiederholen.

Andere Muskeln, die behandelt werden sollten: der große Brustmuskel (Seite 118), der kleine Brustmuskel (Seite 120) und der Trapezmuskel (Seite 62). Sie können auch den Lenden-Darmbein-Muskel (Seite 144), den geraden Oberschenkelmuskel (Seite 142) und den Schenkelbindenspanner (Seite 140) behandeln.

TIPP Seien Sie vorsichtig, wenn Sie die Vorderseite des Halses massieren. Denken Sie daran, nicht direkt auf einen Puls Druck auszuüben!

TREPPENMUSKELN

(Musculi scaleni)

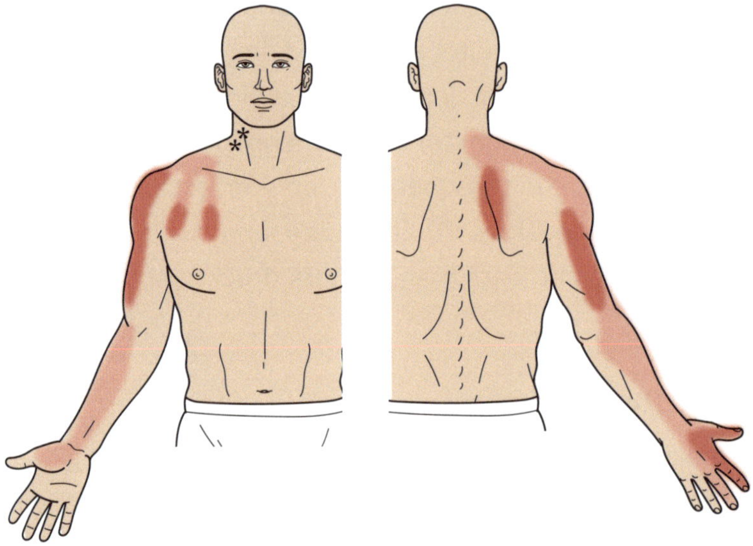

Wo es schmerzt: zwischen den Schulterblättern, im Arm oder in sehr schlimmen Fällen in der Brust
Weitere mögliche Symptome: geschwollene Hände beim Aufwachen, Taubheitsgefühle oder Kribbeln in den Armen
Häufige Ursachen: Schleudertrauma, Schlafen in Seitlage auf einem zu dicken Kissen

Schritt 1 Behandlung der Wirbelsäule

- Mit einem manuellen Massagegerät, Triggerpunktdrücker oder einem ähnlichen Werkzeug (Seite 26) Druck auf die paraspinalen Muskeln direkt neben den Wirbeln C2 bis C7 im unteren Nacken ausüben.

Schritt 2 Nervenmobilisation

- In einer neutralen Position stehen oder sitzen. Der Kopf ist entspannt, aber aufrecht, und der Blick ist nach vorn gerichtet.
- Den Kopf zur Nichtbehandlungsseite neigen und das Ohr Richtung Schulter bringen. In die neutrale Position zurückkehren.

- Nun den Kopf zur anderen Seite neigen und das Ohr in Richtung der Schulter auf der Behandlungsseite bringen. Die Arme so halten, dass die Innenseite des Ellbogens nach außen gedreht ist, und auf die gegenüberliegende Seite bewegen. In die neutrale Position zurückkehren.
- Insgesamt 10-mal wiederholen.

Schritt 3 Behandlung der Triggerpunkte

- Die Hand auf der Nichtbehandlungsseite vor dem Körper zum Kopfnicker (Seite 56) auf der Behandlungsseite führen und diesen greifen. Die Finger hinter den Außenrand rollen, um so den Treppenmuskel zu berühren.
- Auf jede empfindliche Stelle 10 bis 90 Sekunden lang Druck ausüben. Bei der Massage der Vorderseite des Halses vorsichtig vorgehen – keinen Druck direkt auf einen Puls ausüben.

Schritt 4 Sanfte Bewegung

- In einer neutralen Position sitzen oder stehen.
- Um den Muskel zu dehnen, den Kopf zur Seite neigen, das Ohr zeigt zur Schulter auf der Nichtbehandlungsseite. In die neutrale Position zurückkehren.
- Um den Muskel zu verkürzen, den Kopf zur anderen Seite neigen und das Ohr in Richtung der Schulter auf der Behandlungsseite bringen. In die neutrale Position zurückkehren. Insgesamt 5-mal wiederholen.

Andere Muskeln, die behandelt werden sollten: der obere Teil des Trapezmuskels (Seite 62), der große und der kleine Burstmuskeln (Seite 118 und 120). Auch der Lenden-Darmbein-Muskel (Seite 144), der gerade Oberschenkelmuskel (Seite 142) und der Schenkelbindenspanner (Seite 140) können Schmerzen auf diesen Bereich übertragen.

TIPP

Stellen Sie das Kopfende Ihres Betts 7,5 bis 9 Zentimeter höher – das beseitigt häufig die Schwellung der Hände und beschleunigt die Genesung.

SCHULTERBLATTHEBER

(Musculus levator scapulae)

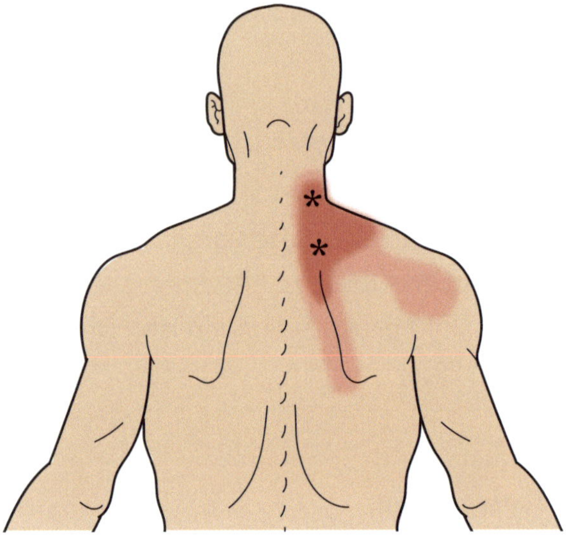

Wo es schmerzt: in der Halsbeuge, neben dem Schulterblatt und entlang der Oberkante des Schulterblatts

Weitere mögliche Symptome: Schwierigkeiten, den Nacken zur Behandlungsseite zu drehen

Häufige Ursachen: Schleudertrauma, Stress, Hochziehen der Schultern beim Autofahren

Schritt 1 Behandlung der Wirbelsäule

- Mit einem Rückenhaken, manuellen Massagegerät oder Triggerpunktdrücker (Seite 26) Druck auf die tiefen paraspinalen Muskeln direkt neben den Wirbeln C3 bis C5 im mittleren Nacken ausüben.
- Den Druck 10 bis 90 Sekunden lang halten.

Schritt 2 Nervenmobilisation

- Die Nervenmobilisation »Schulterblattschieber« (Seite 79) durchführen, um den hinteren Schulterblattnerv *(Nervus dorsalis scapulae)* zu mobilisieren.

Schritt 3 Behandlung der Triggerpunkte

- Den Kopf zur Behandlungsseite drehen und spüren, wo es zieht oder sich verspannt anfühlt. Diese Stelle gilt es zu behandeln.
- Zwar kann man die Halsbeuge mit den Fingern erreichen, aber es ist schwer, mit den Fingern durch den darüberliegenden Trapezmuskel zu drücken. Daher benutze ich dafür gern einen Rückenhaken oder ein ballbasiertes Tool (Seite 26). Die empfindlichen Bereiche sind leicht zu finden.
- Auf jede empfindliche Stelle 10 bis 90 Sekunden lang Druck ausüben.
- Man kann auch mit einem Rückenhaken, manuellen Massagegerät oder Triggerpunktdrücker (Seite 26) Druck auf die kleineren Muskeln in der Vertiefung neben der Wirbelsäule ausüben, welche die Bewegung des Schulterblatthebers ebenfalls einschränken.

Schritt 4 Sanfte Bewegung

- In einer neutralen Position sitzen oder stehen. Der Kopf ist entspannt, aber aufrecht, und der Blick ist nach vorn gerichtet.
- Um den Muskel zu dehnen, den Kopf zur Nichtbehandlungsseite drehen. In die neutrale Position zurückkehren.
- Um den Muskel zu verkürzen, den Kopf zur Behandlungsseite drehen. In die neutrale Position zurückkehren.
- Insgesamt 5-mal wiederholen.

Andere Muskeln, die behandelt werden sollten: die Treppenmuskeln (Seite 58) und manchmal der Bizeps (Seite 84)

TIPP

Achten Sie darauf, dass Sie auf den Muskel selbst drücken. Ich habe schon häufig Menschen mit einem Hilfsmittel in die Oberkante des Schulterblatts bohren sehen, weil sie irrtümlich dachten, es sei ein Muskel. Sie merken, ob Sie die richtige Stelle getroffen haben, wenn Sie darauf achten, ob sie nachgibt – Muskeln geben immer ein wenig nach, im Gegensatz zu Knochen.

TRAPEZMUSKEL

(Musculus trapezius)

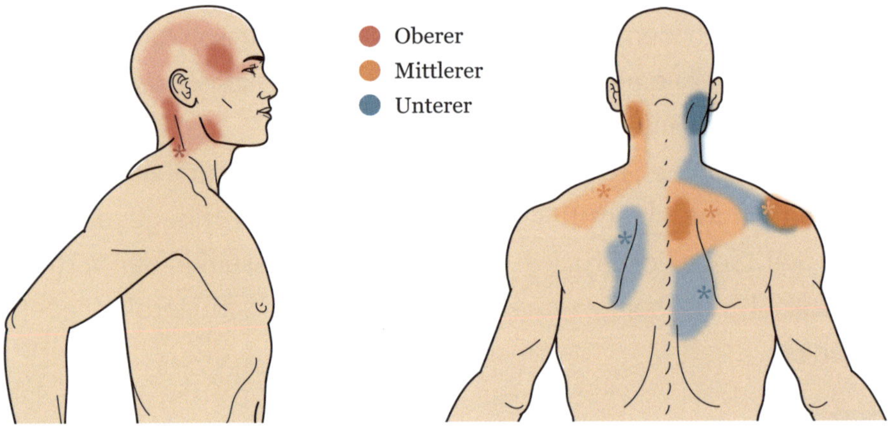

Wo es schmerzt: Triggerpunkte im oberen Trapezmuskel übertragen Schmerzen auf die Seite des Halses, in die Schläfen und in den Kiefer. Triggerpunkte im mittleren Trapezmuskel verursachen Schmerzen oder Kribbeln um die Wirbelsäule herum und im oberen Bereich des Schulterblatts. Triggerpunkte im unteren Trapezmuskel übertragen Schmerzen von der Unterkante des Schulterblatts und der Wirbelsäule bis zum oberen Nacken, zur Halsbeuge und zur Spitze der Schulter.
Weitere mögliche Symptome: kraniomandibuläre Dysfunktion, Kopfschmerzen, hochgezogene Schultern
Häufige Ursachen: Autounfälle, Stress

Schritt 1 Behandlung der Wirbelsäule

- Mit einem Rückenhaken, manuellen Massagegerät oder Triggerpunktdrücker (Seite 26) sanften Druck auf die paraspinalen Muskeln direkt neben den ersten vier Wirbeln im oberen Nacken ausüben.
- Den Druck 10 bis 90 Sekunden lang halten.

Schritt 2 Nervenmobilisation

- Die Nervenmobilisation »Schulter zurück, Kopf nach vorn« (Seite 78) durchführen.

Schritt 3 Behandlung der Triggerpunkte

- Das Ohr Richtung Schulter bringen. Wenn ein Ziehen zu spüren ist, sind in dem Bereich die Fasern verkürzt.
- Falls das Ziehen im oberen Trapezmuskel ist, empfindliche Stellen zwischen den Bällen eines Massagegeräts zusammendrücken. Die unteren und mittleren Fasern sprechen am besten auf Racquetbälle (Seite 27) an. Viele Menschen nutzen für diesen Bereich auch gern einen Rückenhaken.
- Auf jede empfindliche Stelle 10 bis 90 Sekunden lang Druck ausüben.
- Die Bewegung insgesamt 5-mal durchführen.

Schritt 4 Sanfte Bewegung

Diese Bewegung ohne Pausen durchführen und den Anweisungen genau folgen.

- In einer neutralen Position stehen. Die Hände und Unterarme vor dem Körper sanft zusammendrücken. Die Ellbogen sind dabei gebeugt, die Finger zeigen nach oben und die Daumen sind auf Höhe der Nase. Das ist die Ausgangsposition.
- Um den Muskel zu dehnen, die Arme langsam Richtung Decke heben und dabei weiterhin zusammendrücken, bis sie automatisch auseinandergehen.
- Die Arme auseinandergehen lassen und weiterhin langsam so hoch wie möglich anheben. Am höchsten Punkt die Handflächen nach vorn drehen.
- Um den Muskel zu verkürzen, langsam die Arme absenken und dabei die Ellbogen beugen, sodass sie nach unten zeigen. Während des Absenkens die Schulterblätter sanft zusammendrücken. In die Ausgangsposition zurückkehren.
- Insgesamt 5-mal wiederholen.

Andere Muskeln, die behandelt werden sollten: die Brustmuskeln (Seite 118 und 120), der vordere Sägemuskel (Seite 126) und manchmal der Lenden-Darmbein-Muskel (Seite 144), der gerade Oberschenkelmuskel (Seite 142) und der Schenkelbindenspanner (Seite 140)

TIPP Die oberen Fasern des Trapezmuskels behandeln Sie am besten mit der sanften Bewegung der Treppenmuskeln (Seite 58).

OBERGRÄTENMUSKEL

(Musculus supraspinatus)

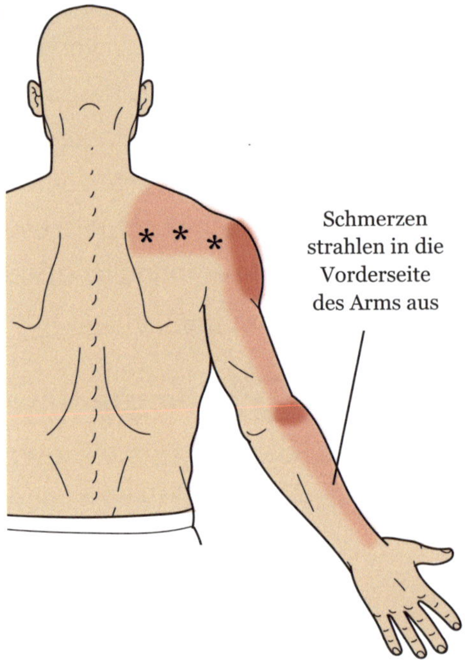

Wo es schmerzt: Der Muskel liegt oben auf dem Schulterblatt, überträgt aber Schmerzen auf die Schulteraußenseite und manchmal den Arm hinunter bis zum Ellbogen.

Weitere mögliche Symptome: Schnappen oder Klicken in der Schulter. Schwierigkeiten, bei Alltagsaktivitäten wie Zähneputzen oder Haarekämmen die Arme anzuheben.

Häufige Ursachen: ein Riss in der Rotatorenmanschette

Schritt 1 Behandlung der Wirbelsäule

- Mit einem Rückenhaken, manuellen Massagegerät oder Triggerpunktdrücker (Seite 26) Druck auf die tiefen paraspinalen Muskeln direkt neben dem Wirbel C5 im unteren Nacken ausüben.

Schritt 2 Nervenmobilisation

- In einer neutralen Position sitzen oder stehen.
- Beim Ausatmen langsam den Kopf in Richtung der Nichtbehandlungsschulter neigen und den Behandlungsarm Richtung Decke strecken. Die Bewegung weiterführen und den Ellbogen beugen, um die Hand hinter den Kopf zu bringen.
- Den Arm in die neutrale Position zurückführen, aber den Kopf geneigt lassen.
- Insgesamt 10-mal wiederholen.

Schritt 3 Behandlung der Triggerpunkte

- Den Behandlungsarm hinter dem Körper nach oben zwischen die Schulterblätter bringen. Wenn Sie oberhalb des Schulterblatts eine Verspannung oder ein Ziehen spüren, ist das die zu behandelnde Stelle.

- Durch den darüberliegenden Trapezmuskel drücken, um den Obergrätenmuskel zu erreichen. Auch wenn es mit den Fingern möglich ist, empfehle ich dringend, einen Rückenhaken zu benutzen, weil er dank seiner Hebelkraft die Hände schont.
- Auf jede empfindliche Stelle 10 bis 90 Sekunden lang Druck ausüben.

Schritt 4 Sanfte Bewegung

- In einer neutralen Position sitzen oder stehen. Den Behandlungsarm mit gebeugtem Ellbogen zur Seite halten. Die Handfläche zeigt dabei nach vorn und die Finger liegen aneinander, wie beim »Stopp«-Signal. (Unten sehen Sie eine Illustration.)
- Um den Muskel zu dehnen, den Arm Richtung Decke strecken. In die neutrale Position zurückkehren.
- Um den Muskel zu verkürzen, den Arm absenken und dabei den Ellbogen beugen, sodass der Oberarm am Körper anliegt und der Unterarm einen rechten Winkel zum Körper bildet. Die Finger bleiben dabei zusammen und die Handfläche zeigt nach vorn.
- Insgesamt 5-mal wiederholen.

Andere Muskeln, die behandelt werden sollten: Der Untergrätenmuskel (Seite 66) kann manchmal Schmerzen auf den Obergrätenmuskel übertragen.

TIPP Gehen Sie zum Arzt, wenn Sie den Arm nicht zur Seite anheben können. Eine Triggerpunkttherapie hilft hier nicht.

Dehnen

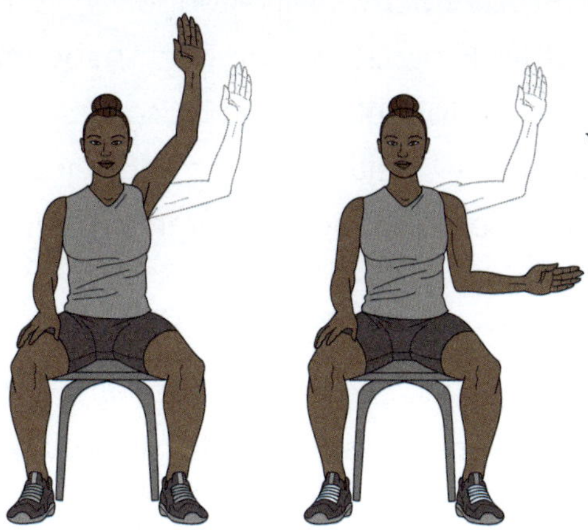

Verkürzen

UNTERGRÄTENMUSKEL

(*Musculus infraspinatus*)

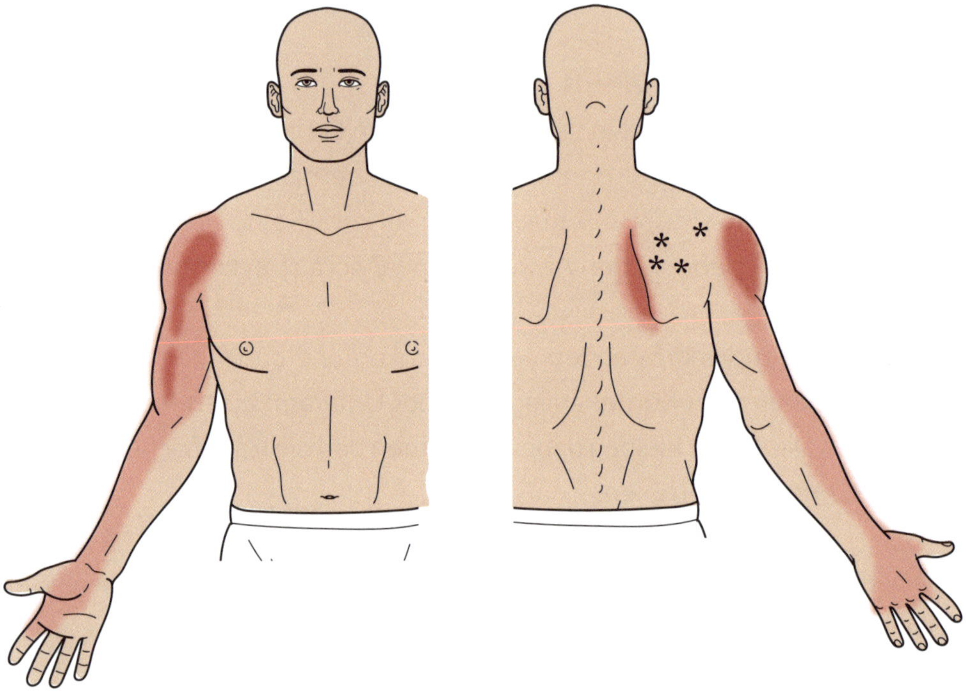

Wo es schmerzt: tiefe Schmerzen an der Schultervorderseite, die den Arm hinunterreichen (aber den Ellbogen überspringen), sowie Schmerzen neben dem Schulterblatt
Weitere mögliche Symptome: Schwierigkeiten, die Hand hinter dem Rücken nach oben zwischen die Schulterblätter zu bringen. Ich habe auch oft erlebt, dass dieser Muskel Taubheitsgefühle und Kribbeln im Arm ausgelöst hat.
Häufige Ursachen: eine ausgekugelte Schulter oder eine akute Überlastung, wie ein Sturz mit einem Skistock in der Hand oder der Versuch, einen Sturz abzufangen

Schritt 1 Behandlung der Wirbelsäule

- Mit einem Rückenhaken, manuellen Massagegerät oder Triggerpunktdrücker (Seite 26) Druck auf die kleinen paraspinalen Muskeln direkt neben den Wirbeln C5 und C6 im unteren Nacken ausüben.

Schritt 2 Nervenmobilisation

- In einer neutralen Position sitzen oder stehen.
- Ausatmen und dabei langsam den Kopf in Richtung der Nichtbehandlungsschulter neigen und den Behandlungsarm Richtung Decke strecken. Die Bewegung weiterführen und den Ellbogen beugen, um die Hand hinter den Kopf zu bringen.
- Den Arm in die neutrale Position zurückführen, aber den Kopf geneigt lassen.
- Insgesamt 10-mal wiederholen.

Schritt 3 Behandlung der Triggerpunkte

- Den Behandlungsarm hinter dem Körper nach oben zwischen die Schulterblätter bringen. Wenn Sie eine Verspannung oder ein Ziehen an der Rückseite des Schulterblatts spüren, ist das der zu behandelnde Bereich.
- Der Bereich liegt an der Rückseite des Schulterblatts und kann mit einem Ball oder Rückenhaken (Seite 26 f.) behandelt werden. Die Stellen sind sehr empfindlich und leicht zu finden.
- Auf jede empfindliche Stelle 10 bis 90 Sekunden lang Druck ausüben.

Schritt 4 Sanfte Bewegung

Die Anweisungen für diese Bewegung erscheinen erst einmal kompliziert, aber wenn Sie sie befolgen, werden Sie sie schnell verstehen.

- In einer neutralen Position sitzen oder stehen.
- Um den Muskel zu dehnen, den Kopf von der Behandlungsseite wegdrehen und den Behandlungsarm hinter den Kopf bringen, sodass die Finger den Mundwinkel berühren (oder ihm sehr nahe sind). In die neutrale Position zurückkehren.
- Um den Muskel zu verkürzen, den Behandlungsarm hinter den Rücken bringen und die Hand nach oben zwischen die Schulterblätter führen. Der Handrücken sollte dabei flach auf dem Rücken liegen und die Handfläche nach außen zeigen. In die neutrale Position zurückkehren.
- Insgesamt 5-mal wiederholen.

Andere Muskeln, die behandelt werden sollten: Der Obergrätenmuskel (Seite 64) kann manchmal Schmerzen auf den Untergrätenmuskel übertragen.

RAUTENMUSKELN

(Musculi rhomboidei)

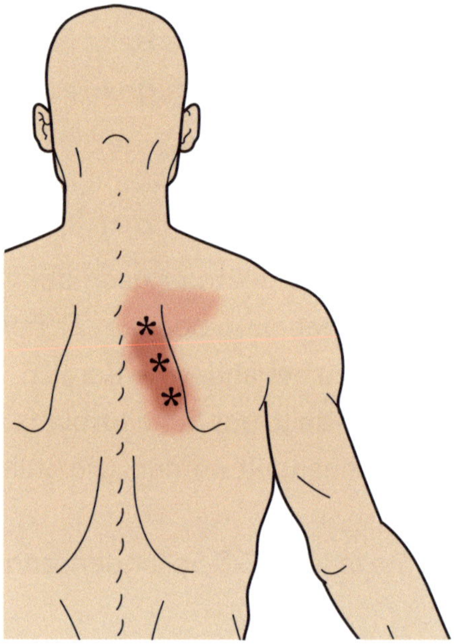

Wo es schmerzt: entlang der Innenkante des Schulterblatts
Weitere mögliche Symptome: hängende Schultern, Nach-vorn-Strecken des Kopfes
Häufige Ursachen: Stress – die Schultern werden instinktiv nach vorn gezogen, um die verletzlichen Organe zu schützen. Meiner Erfahrung nach ist Stressabbau häufig effektiver als die Muskelbehandlung allein.

Schritt 1 Behandlung der Wirbelsäule

- Mit einem Rückenhaken, manuellen Massagegerät oder Triggerpunktdrücker (Seite 26) Druck auf die paraspinalen Muskeln direkt neben den Wirbeln C5 bis C6 im unteren Nacken ausüben.

Schritt 2 Nervenmobilisation

- Die Nervenmobilisation »Schulterblattschieber« (Seite 79) durchführen, um den hinteren Schulterblattnerv zu mobilisieren.

Schritt 3 Behandlung der Triggerpunkte

- Zwischen den Schulterblättern in der Nähe des Schulterblatts Druck ausüben. Dafür einen Tennisball, Rückenhaken oder ein ballbasiertes Tool (Seite 26 f.) nutzen.
- Auf jede empfindliche Stelle 10 bis 90 Sekunden lang Druck ausüben.

Schritt 4 Sanfte Bewegung

Diese Bewegung ohne Pausen durchführen, da die Bewegung selbst Pausen erzeugt. Die Anweisungen mögen kompliziert erscheinen, aber sobald Sie sie befolgen, werden Sie sie schnell verstehen.

- In einer neutralen Position stehen. Die Hände und Unterarme vor dem Körper sanft zusammendrücken. Die Ellbogen sind dabei gebeugt, die Finger zeigen nach oben und die Daumen sind auf Höhe der Nase. Das ist die Ausgangsposition.
- Um den Muskel zu dehnen, die Arme langsam Richtung Decke heben und dabei weiterhin zusammendrücken, bis sie automatisch auseinandergehen.
- Die Arme auseinandergehen lassen und weiterhin langsam so hoch wie möglich anheben. Am höchsten Punkt die Handflächen nach vorn drehen.
- Um den Muskel zu verkürzen, langsam die Arme absenken und dabei die Ellbogen beugen, sodass sie nach unten zeigen. Die Schulterblätter sanft zusammendrücken, während die Ellbogen abgesenkt werden.
- Sobald die Ellbogen komplett abgesenkt sind, in die Ausgangsposition zurückkehren.
- Insgesamt 5-mal wiederholen.

Andere Muskeln, die behandelt werden sollten: der Schulterblattheber (Seite 60) und manchmal der große Brustmuskel (Seite 118), der kleine Brustmuskel (Seite 120) oder der vordere Sägemuskel (Seite 126)

TIPP

Da dieser Muskel am meisten durch Dehnen gereizt wird, wäre es klug, eine Atemübung (Seite 29 f.) zu nutzen und sich auf die Umsetzung der Anleitungen zum »Zappeln, Hampeln und Wackeln« (Seite 30) zu konzentrieren.

KLEINER RUNDMUSKEL

(Musculus teres minor)

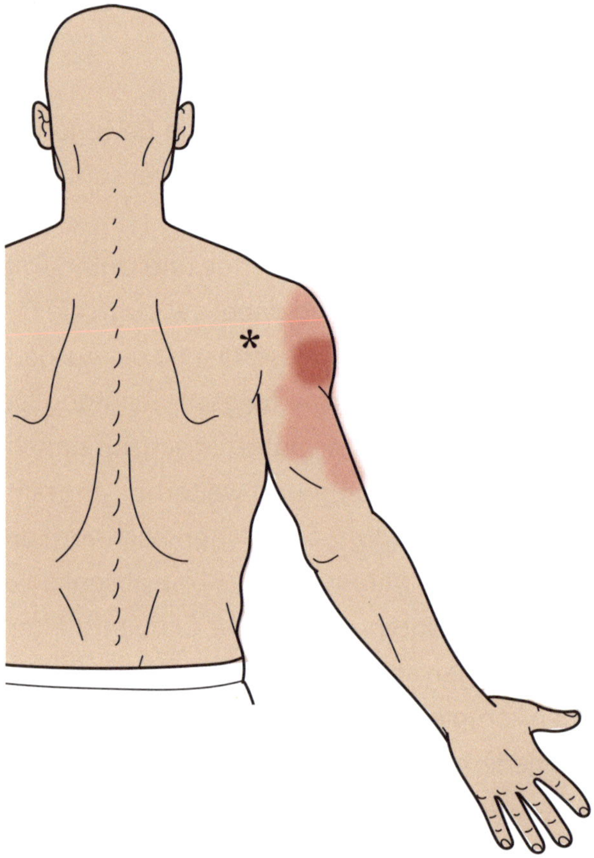

Wo es schmerzt: tief an der Rückseite der Schulter

Weitere mögliche Symptome: Schmerzen an der Schultervorderseite durch damit verbundene Muskeln

Häufige Ursachen: Schulterverletzung

Schritt 1 Behandlung der Wirbelsäule

- Mit einem Rückenhaken, manuellen Massagegerät oder Triggerpunktdrücker (Seite 26) Druck auf die paraspinalen Muskeln direkt neben den Wirbeln C5 bis C6 im unteren Nacken ausüben.

Schritt 2 Nervenmobilisation

- In einer neutralen Position sitzen oder stehen.
- Beim Ausatmen langsam die Behandlungshand über den Kopf führen und gleichzeitig das Ohr zur Behandlungsseite neigen. In die neutrale Position zurückkehren.
- Insgesamt 10-mal wiederholen.

Schritt 3 Behandlung der Triggerpunkte

- Auf die Behandlungsseite legen. Den Behandlungsarm gerade über den Kopf führen und (immer noch in Seitlage) auf einem Tennisball rollen, sodass sich der Ball oben am Schulterblatt befindet.
- Auf jede empfindliche Stelle 10 bis 90 Sekunden lang Druck ausüben.

Schritt 4 Sanfte Bewegung

Den Ablauf dieser Bewegung sehen Sie auf Seite 65.

- In einer neutralen Position sitzen oder stehen. Den Behandlungsarm mit gebeugtem Ellbogen zur Seite halten. Die Handfläche zeigt dabei nach vorn und die Finger sind aneinandergelegt, wie beim »Stopp«-Signal.
- Um den Muskel zu dehnen, den Ellbogen strecken und den Arm Richtung Decke anheben. In die neutrale Position zurückkehren.
- Um den Muskel zu verkürzen, den Arm absenken und dabei den Ellbogen beugen, sodass der Oberarm am Körper anliegt und der Unterarm einen rechten Winkel zum Körper bildet. Die Finger bleiben dabei zusammen und die Handfläche zeigt nach vorn.
- Insgesamt 5-mal wiederholen.

Andere Muskeln, die behandelt werden sollten: Der Untergrätenmuskel (Seite 66) überträgt manchmal Schmerzen auf diesen Bereich.

GROSSER RUNDMUSKEL

(Musculus teres major)

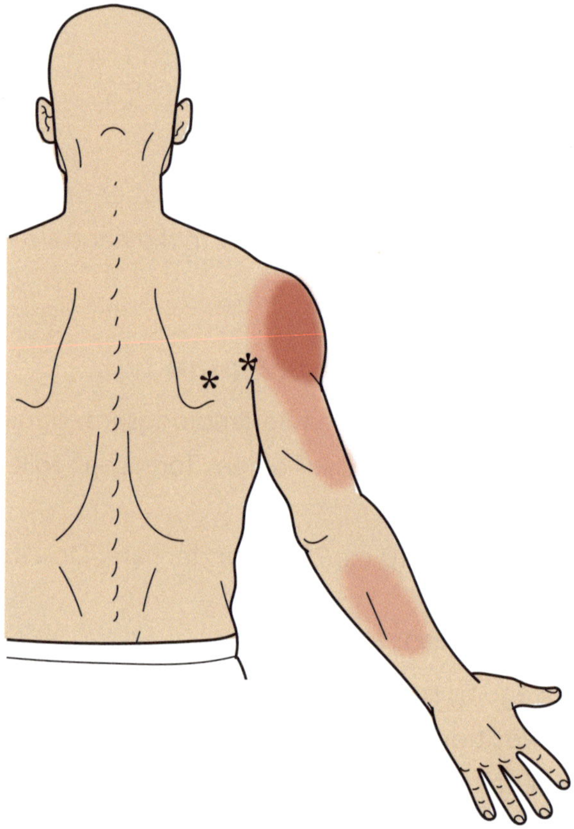

Wo es schmerzt: an der Rückseite der Schulter sowie des Ober- und Unterarms
Weitere mögliche Symptome: Schwierigkeiten, den Arm über den Kopf zu heben
Häufige Ursachen: Überlastung oder Verletzung des Muskels, wie beim Abfangen eines Sturzes. Meiner bereitete mir große Probleme, als meine Servolenkung ausfiel.

Schritt 1 Behandlung der Wirbelsäule

- Mit einem Rückenhaken, manuellen Massagegerät oder Triggerpunktdrücker (Seite 26) Druck auf die paraspinalen Muskeln direkt neben den Wirbeln C5 bis C6 im unteren Nacken ausüben.

Schritt 2 Nervenmobilisation

- Die Nervenmobilisation »Ellbogen beugen und drehen« (Seite 122) durchführen, um den langen Brustkorbnerv *(Nervus thoracicus longus)* zu mobilisieren.

Schritt 3 Behandlung der Triggerpunkte

- Daumen des Behandlungsarms nach oben zeigen lassen und den Arm mit gestrecktem Ellbogen hinter den Kopf heben – wenn der Arm komplett angehoben ist, sollte sich der gestreckte Ellbogen hinter dem Ohr befinden. Wo die Triggerpunkte diese Bewegung einschränken, ist eine Verspannung oder ein Ziehen zu spüren.
- Man kann diese empfindliche Stelle mit der Nichtbehandlungshand zusammendrücken, aber ich ziehe es vor, mich mit dieser Stelle gegen einen Ball (Seite 27) zu lehnen oder sie mit einem manuellen Massagegerät (Seite 26) zusammenzudrücken. Alternativ auf dem Boden auf einem Ball rollen, um sie zu behandeln.
- Auf jede empfindliche Stelle 10 bis 90 Sekunden lang Druck ausüben.

Schritt 4 Sanfte Bewegung

Den Ablauf dieser Übung sehen Sie auf Seite 65.

- In einer neutralen Position sitzen oder stehen. Den Behandlungsarm mit gebeugtem Ellbogen zur Seite halten. Die Handfläche zeigt dabei nach vorn und die Finger sind aneinandergelegt, wie beim »Stopp«-Signal.
- Um den Muskel zu dehnen, den Ellbogen strecken und den Arm Richtung Decke anheben. In die neutrale Position zurückkehren.
- Um den Muskel zu verkürzen, den Arm absenken und dabei den Ellbogen beugen, sodass der Oberarm am Körper anliegt und der Unterarm einen rechten Winkel zum Körper bildet. Die Finger bleiben dabei zusammen und die Handfläche zeigt nach vorn.
- Insgesamt 5-mal wiederholen.

Andere Muskeln, die behandelt werden sollten: Der große Rückenmuskel (Seite 123) überträgt manchmal Schmerzen auf diesen Bereich.

UNTERSCHULTERBLATTMUSKEL

(*Musculus subscapularis*)

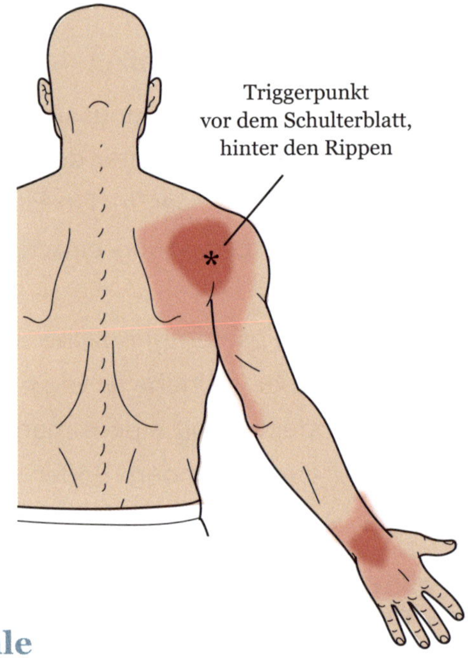

Wo es schmerzt: an der Rückseite des Schulterblatts und an einer kleinen Stelle ähnlich einem Uhrenarmband am Handgelenk

Weitere mögliche Symptome: Schwierigkeiten, den Arm hinter den Kopf zu bringen; deutlich eingeschränkte Schulterbeweglichkeit (»Frozen Shoulder«)

Häufige Ursachen: Überlastung der Schulter durch Aktivitäten wie Schwimmen, ein Kind durch die Luft schwingen oder einen Ball werfen

Schritt 1 Behandlung der Wirbelsäule

- Mit einem Rückenhaken, manuellen Massagegerät oder Triggerpunktdrücker (Seite 26) Druck auf die tiefen paraspinalen Muskeln direkt neben den Wirbeln C5 bis C6 im unteren Nacken ausüben.

Schritt 2 Nervenmobilisation

- In einer neutralen Position sitzen oder stehen.
- Die Behandlungshand locker zur Faust ballen. Den Ellbogen beugen und den Arm zur Seite anheben, bis er auf Schulterhöhe parallel zum Boden ein »L« bildet. Die Fingerknöchel zeigen dabei nach vorn, beinahe so, als wollten Sie einen Schlag austeilen.
- Beim Ausatmen langsam den Ellbogen und das Schulterblatt auf der Behandlungsseite nach hinten ziehen. Gleichzeitig das Ohr in Richtung der Behandlungsschulter bringen.
- Insgesamt 10-mal wiederholen.

Schritt 3 Behandlung der Triggerpunkte

- Aus einer neutralen sitzenden Position zur Seite lehnen, sodass die Behandlungshand nach unten hängt.
- Den Ellbogen der Behandlungsseite auf das Knie stützen und mit der Behandlungshand in die Achselhöhle fassen. Die Handfläche ist dabei offen.
- Das Körpergewicht nutzen, um Druck auf empfindliche Stellen auszuüben. Auf jede Stelle 10 bis 90 Sekunden lang Druck ausüben.

Schritt 4 Sanfte Bewegung

Die Anweisungen für diese Bewegung erscheinen erst einmal kompliziert, aber sobald Sie sie befolgen, werden Sie sie schnell verstehen.

- In einer neutralen Position sitzen oder stehen.
- Um den Muskel zu dehnen, den Behandlungsarm hinter den Rücken bringen und die Hand nach oben zwischen die Schulterblätter führen. Der Handrücken sollte dabei flach auf dem Rücken liegen und die Handfläche nach außen zeigen. In die neutrale Position zurückkehren.
- Um den Muskel zu verkürzen, den Kopf von der Behandlungsseite wegdrehen und den Behandlungsarm hinter den Kopf bringen, sodass die Finger den Mundwinkel berühren (oder ihm sehr nahe sind). In die neutrale Position zurückkehren.
- Insgesamt 5-mal wiederholen.

Andere Muskeln, die behandelt werden sollten: der große Brustmuskel (Seite 118), der große Rundmuskel (Seite 72), der große Rückenmuskel (Seite 123), der Deltamuskel (Seite 82) und der Trizeps (Seite 88)

TIPP Wenn Sie Taubheitsgefühle oder ein Kribbeln spüren, drücken Sie vielleicht auf den Nerv. Drücken Sie nicht weiter auf diese Stelle.

HAKENARMMUSKEL

(Musculus coracobrachialis)

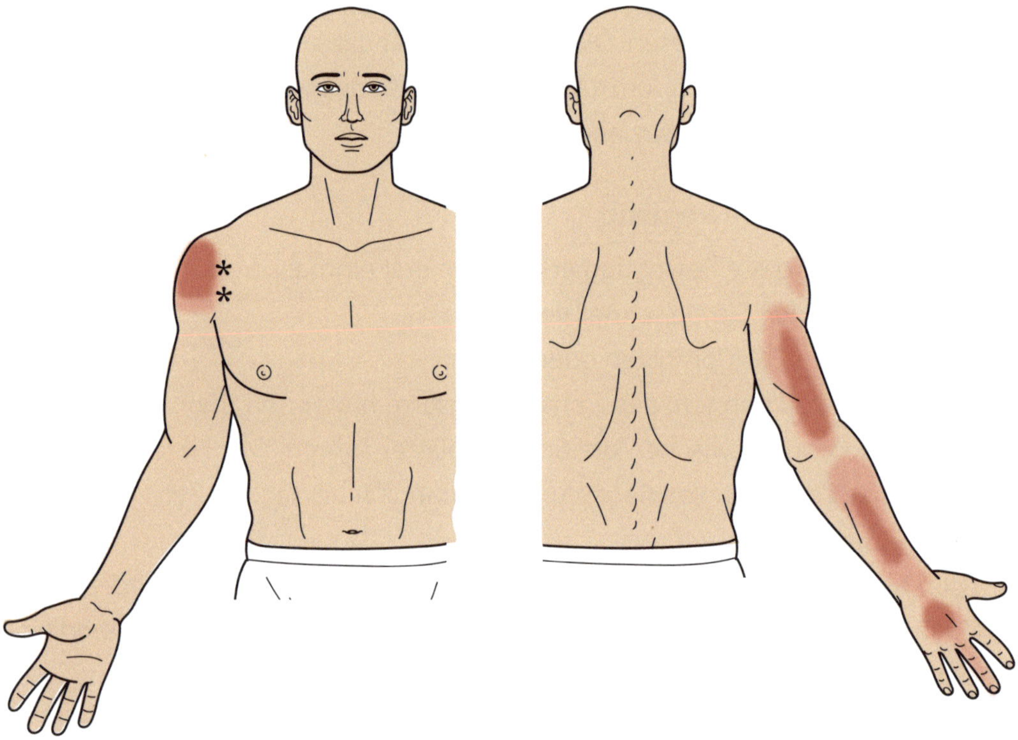

Wo es schmerzt: an der Schultervorderseite sowie an der Armrückseite bis in den Handrücken

Weitere mögliche Symptome: verringerte Beweglichkeit der Schulter; Schmerzen bei Aktivitäten, die das Anheben des Arms erfordern, wie Haarekämmen

Häufige Ursachen: Nach-vorn-Strecken der Arme bei schweren Arbeiten, zum Beispiel Heben

Schritt 1 Behandlung der Wirbelsäule

- Mit einem Rückenhaken, manuellen Massagegerät oder Triggerpunktdrücker (Seite 26) Druck auf die tiefen paraspinalen Muskeln direkt neben den Wirbeln C5 bis C6 im unteren Nacken ausüben.

Schritt 2 Nervenmobilisation

- In einer neutralen Position sitzen oder stehen. Der Behandlungsarm hängt neutral neben dem Körper und die Handfläche zeigt zum Körper.
- Den Behandlungsarm neben dem Körper hängen lassen. Die Handfläche langsam vom Körper wegdrehen und gleichzeitig das Ohr in Richtung der Schulter auf derselben Seite bringen. Dabei ausatmen.
- In die neutrale Position zurückkehren. Insgesamt 10-mal wiederholen.

Schritt 3 Behandlung der Triggerpunkte

- Vor einen Spiegel stellen. Den Behandlungsarm hinten um den Kopf legen, bis die Finger auf der anderen Seite zu sehen sind, und diese zum Mundwinkel führen. Alternativ den Behandlungsarm um den Rücken legen, bis die Finger auf der anderen Seite zu sehen sind. In beiden Fällen sollte ein Ziehen zu spüren sein, wo sich der Triggerpunkt befindet.
- Mit gekrümmten Fingern vor den Deltamuskel (den großen Muskel, der die Oberseite der Schulter bedeckt) und unter den großen Brustmuskel fassen.
- Diagonal in Richtung der oberen Schulteraußenseite drücken, wo das Ziehen zu spüren war, und die Schultervorderseite nach empfindlichen Stellen abtasten.
- Auf jede empfindliche Stelle 10 bis 90 Sekunden lang Druck ausüben.

Schritt 4 Sanfte Bewegung

- In einer neutralen Position stehen. Die Arme neben dem Körper hängen lassen.
- Um den Muskel zu dehnen, den Behandlungsarm sanft und gerade nach hinten führen (vom tiefsten Punkt aus, nicht über den Kopf heben). In die neutrale Position zurückkehren.
- Um den Muskel zu verkürzen, den Behandlungsarm sanft nach vorn und zur Gegenseite führen, sodass er leicht diagonal ist (wird der rechte Arm angehoben, sollte er nach vorn und nach links geführt werden). In die neutrale Position zurückkehren.
- Insgesamt 5-mal wiederholen.

Andere Muskeln, die behandelt werden sollten: der Deltamuskel (Seite 82), der große Brustmuskel (Seite 118) und manchmal der Trizeps (Seite 88)

NERVENMOBILISATION: Schulter zurück, Kopf nach vorn

Diese Bewegung mobilisiert den elften Hirnnerv, der sowohl den Trapezmuskel (Seite 62) als auch den Kopfnicker (Seite 56) versorgt. Sie eignet sich deswegen hervorragend bei Nacken- und Kopfschmerzen.

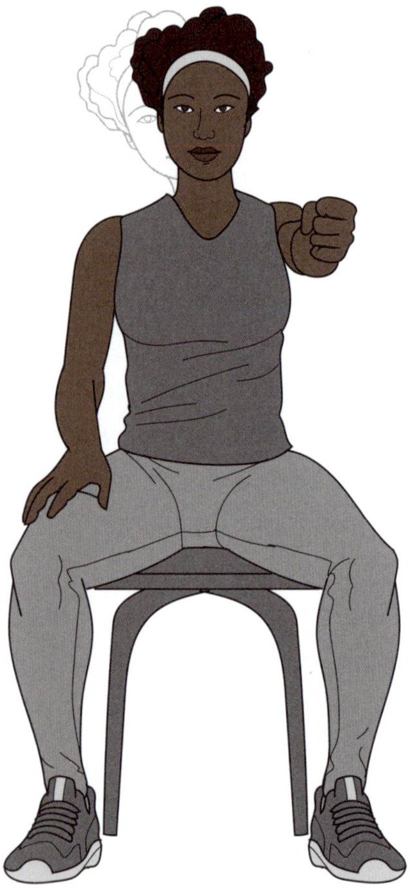

- In einer neutralen Position sitzen oder stehen. Der Kopf ist entspannt, aber aufrecht, und der Blick ist nach vorn gerichtet.
- Die Hand auf der Behandlungsseite locker zur Faust ballen, wobei der Daumen obenauf liegt. Mit entspannter Schulter den Arm gerade nach vorn strecken, sodass die Unterseite der Faust parallel zum Boden gehalten wird.
- Die Schulter auf der Behandlungsseite nach hinten und den Kopf nach vorn schieben. Den Nacken gerade halten und beim Ausatmen den Kopf langsam in einer fließenden Bewegung nach vorn und dann zurück bewegen.
- Insgesamt 10-mal wiederholen.

TIPP Es hilft, die beiden Bewegungen getrennt voneinander zu üben und sie dann zusammenzufügen.

NERVENMOBILISATION: Schulterblattschieber

Diese Bewegung mobilisiert den hinteren Schulterblattnerv im Nacken, der die Rautenmuskeln (Seite 68) und den Schulterblattheber (Seite 60) versorgt. Sie eignet sich sehr gut bei Schmerzen im oberen Rücken und unteren Nacken.

- In einer neutralen, entspannten Position auf dem Rücken liegen. (Mit Übung kann man sie auch in einer neutralen Position im Stehen oder Sitzen durchführen, aber im Liegen ist es am einfachsten.)
- Beim Ausatmen langsam die Unterkante des Schulterblatts auf der Behandlungsseite nach innen und oben schieben, als würde man damit die Nase berühren wollen.
- Gleichzeitig den Kopf zur Behandlungsseite neigen, sodass sich das Ohr langsam der Schulter nähert.
- Insgesamt 10-mal wiederholen.

TIPP Es hilft, die beiden Bewegungen getrennt voneinander zu üben und sie dann zusammenzufügen.

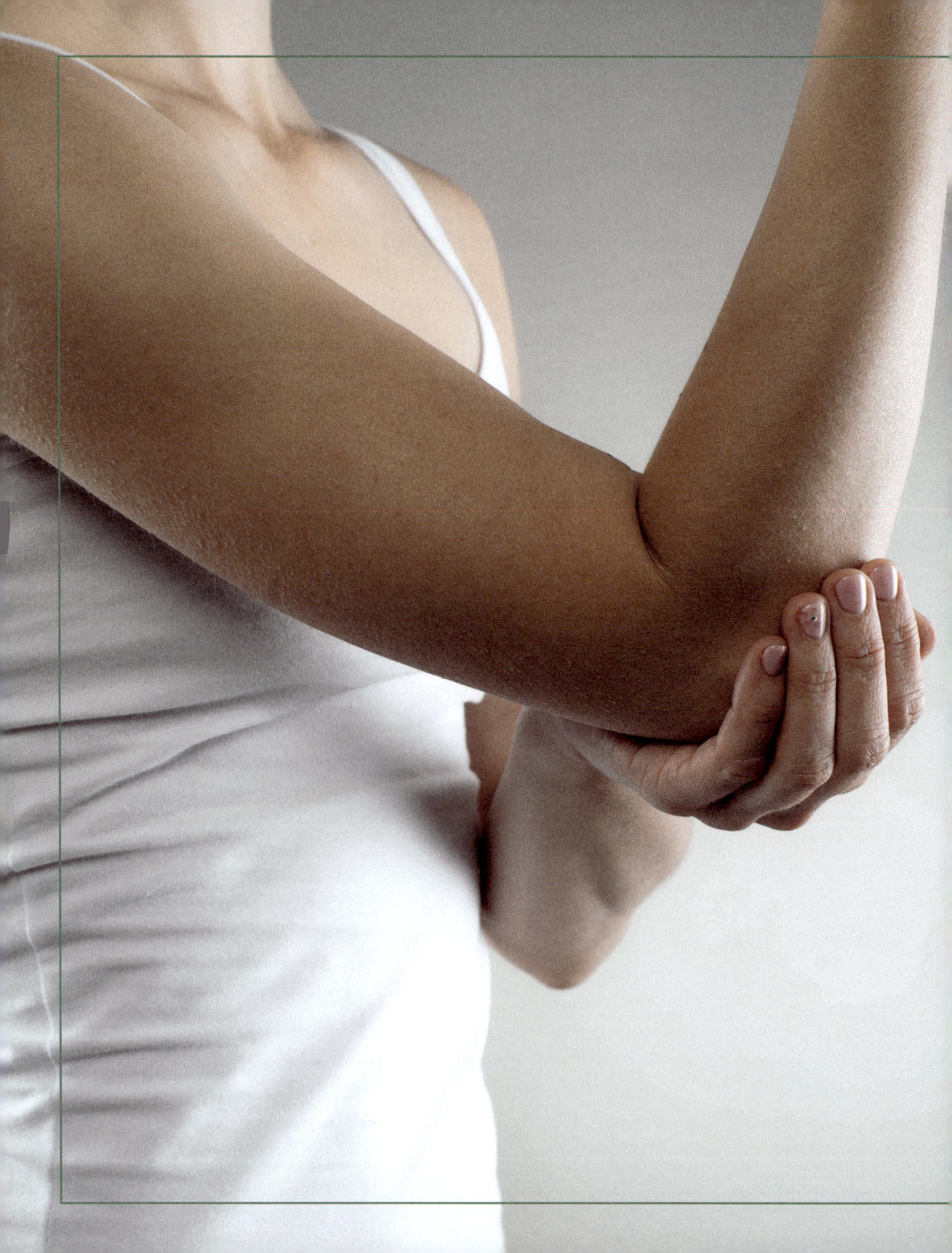

4

Arme und Hände

Triggerpunkte können in den Armen und Händen viele Probleme verursachen und sind oft an anderen Diagnosen beteiligt, die Sie vielleicht haben. Die Behandlung der eigenen Arme zu erlernen, kann deutlich zur Schmerzlinderung beitragen, wenn Sie beispielsweise unter einem Tennisarm, Karpaltunnelsyndrom oder sogar Arthritis leiden. Sich um die Nerven zu kümmern, welche die Muskeln versorgen, hat einen großen Einfluss auf das Ergebnis. Der untere Nacken ist die Nervenversorgung für den gesamten Arm. Zu Beginn jeder Einheit die paraspinalen Muskeln in diesem Bereich zu behandeln, ist daher für alle Muskeln wichtig, die in diesem Kapitel vorgestellt werden.

DELTAMUSKEL

(Musculus deltoideus)

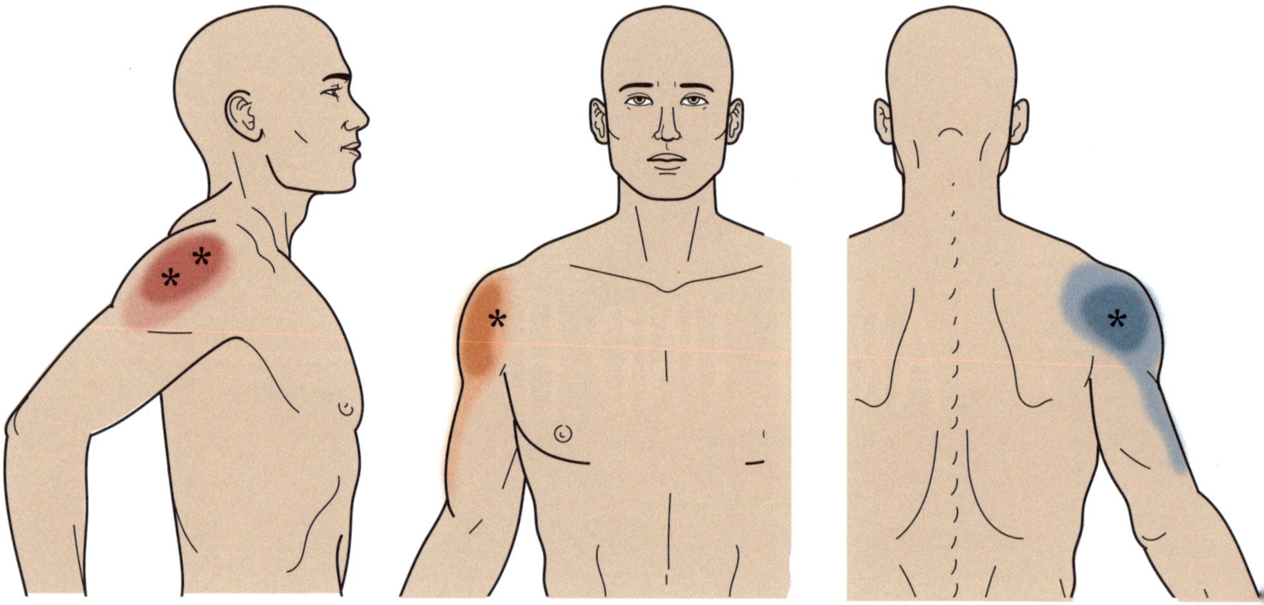

Wo es schmerzt: in der Schulter, meist vorn

Weitere mögliche Symptome: eine »Sperre« beim Anheben des Arms während Routineaktivitäten wie Essen oder Zähneputzen. Die Schultervorderseite ist häufig so verspannt, dass die Hand nicht nach hinten zwischen die Schulterblätter geführt werden kann.

Häufige Ursachen: eine Verletzung oder Überlastung des Muskels, wie durch einen Sturz

Schritt 1 Behandlung der Wirbelsäule

- Mit einem Rückenhaken, manuellen Massagegerät oder Triggerpunktdrücker (Seite 26) Druck auf die paraspinalen Muskeln direkt neben den Wirbeln C5 bis C6 im unteren Nacken ausüben.

Schritt 2 Nervenmobilisation

- Um den Achselnerv *(Nervus axillaris)* auf beiden Seiten zu mobilisieren, beide Schultern gleichzeitig langsam hinunterdrücken. Anschließend gleichzeitig nach innen zur Körpermitte rollen.
- Insgesamt 10-mal wiederholen.

Schritt 3 Behandlung der Triggerpunkte

- Um die empfindlichen Stellen zu finden, vorn und hinten direkt unter der Oberseite der Schulter auf der Behandlungsseite tasten. Bei Schmerzen an der Seite der Schulter befinden sich die Stellen häufig an der Außenseite des Oberarms.
- Mit einem Tennisball oder einem anderen ballbasierten Tool (Seite 26 f.) Druck ausüben.
- Auf jede empfindliche Stelle 10 bis 90 Sekunden lang Druck ausüben.

Schritt 4 Sanfte Bewegung

- In einer neutralen Position sitzen oder stehen. Den Behandlungsarm mit gebeugtem Ellbogen zur Seite halten. Die Handfläche zeigt dabei nach vorn und die Finger sind zusammen, wie beim »Stopp«-Signal.
- Um den Muskel zu dehnen, den Arm in der L-Form halten und langsam nach hinten führen. In die neutrale Position zurückkehren.
- Um den Muskel zu verkürzen, den Arm in der L-Form halten und langsam nach vorn vor dem Körper herführen. In die neutrale Position zurückkehren.
- Insgesamt 5-mal wiederholen.

Andere Muskeln, die behandelt werden sollten: der Untergrätenmuskel (Seite 66), die Treppenmuskeln (Seite 58) und manchmal der Hakenarmmuskel (Seite 76)

BIZEPS

(Musculus biceps brachii)

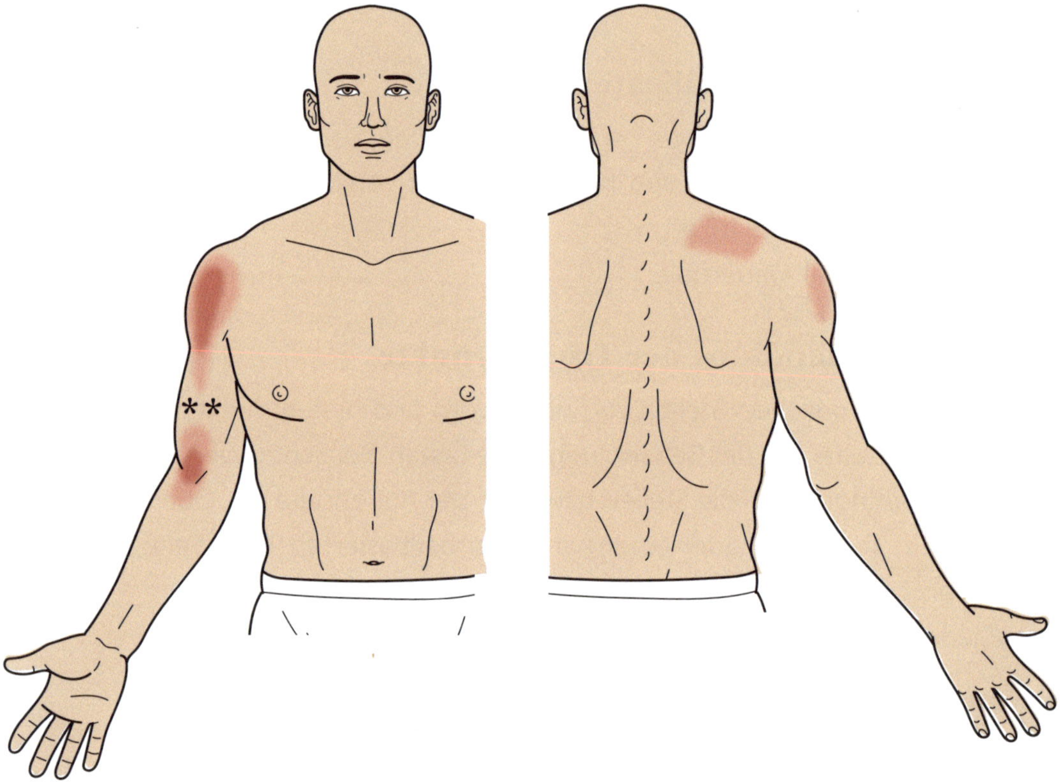

Wo es schmerzt: an der Vorderseite des Ellbogens und oberflächlich in der Schulter
Weitere mögliche Symptome: Schwierigkeiten, den Kopf zur Seite zu drehen; Kraftlosigkeit im Arm
Häufige Ursachen: schweres Heben

Schritt 1 Behandlung der Wirbelsäule

- Mit einem Rückenhaken, manuellen Massagegerät oder Triggerpunktdrücker (Seite 26) Druck auf die paraspinalen Muskeln direkt neben den Wirbeln C5 bis C6 im unteren Nacken ausüben.

Schritt 2 Nervenmobilisation

- In einer neutralen Position sitzen oder stehen. Die Hände hängen neben dem Körper.
- Langsam die Handfläche auf der Behandlungsseite vom Körper wegdrehen und gleichzeitig das Ohr in Richtung der Schulter auf derselben Seite bringen. Dabei ausatmen.
- Insgesamt 10-mal wiederholen.

Schritt 3 Behandlung der Triggerpunkte

- Um die Triggerpunkte zu finden, auf der Behandlungsseite mit dem Daumen nach unten an einem Türrahmen festhalten. Vom Türrahmen wegdrehen und darauf achten, wo im Bizeps Verspannungen zu spüren sind.
- Nach empfindlichen Stellen an der Vorderseite des Arms tasten, nach etwa einem Drittel der Länge zwischen Ellbogen und Schulter.
- Mit den Fingern oder einem Triggerpunktdrücker (Seite 26) auf jede empfindliche Stelle 10 bis 90 Sekunden lang Druck ausüben.

Schritt 4 Sanfte Bewegung

- In einer neutralen Position sitzen oder stehen. Die Arme entspannt neben dem Körper hängen lassen.
- Um den Muskel zu dehnen, die Handfläche des Behandlungsarms nach vorn öffnen und den Arm mit gestrecktem Ellbogen nach hinten führen. In die neutrale Position zurückkehren.
- Um den Muskel zu verkürzen, den Ellbogen beugen und die geöffnete Handfläche zur Schulter auf derselben Seite anheben. In die neutrale Position zurückkehren.
- Insgesamt 5-mal wiederholen.

Andere Muskeln, die behandelt werden sollten: Der Untergrätenmuskel (Seite 66) und der Oberarmmuskel (Seite 86) übertragen manchmal Schmerzen auf diesen Bereich.

OBERARMMUSKEL

(Musculus brachialis)

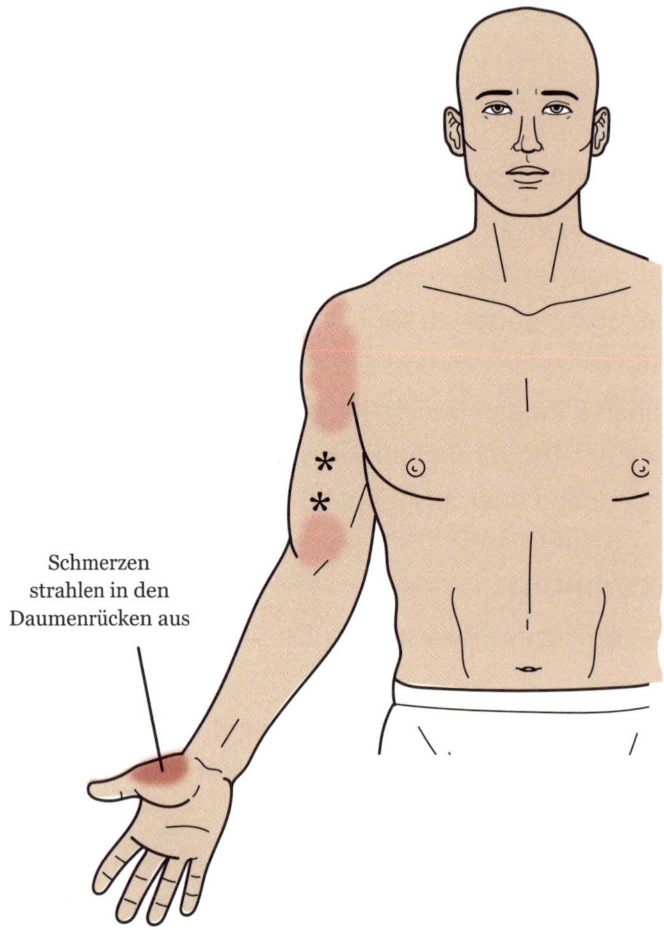

Wo es schmerzt: starke Schmerzen an der Basis des Daumens und leichtere Schmerzen im Oberarm

Weitere mögliche Symptome: Wenn der Muskel sehr verspannt ist, lässt sich der Ellbogen nicht strecken.

Häufige Ursachen: zu langes Beugen des Ellbogens, beispielsweise bei der Nutzung von Elektrowerkzeugen, beim Gitarrespielen oder beim Heben schwerer Gegenstände

Schritt 1 Behandlung der Wirbelsäule

- Mit einem Rückenhaken, manuellen Massagegerät oder Triggerpunktdrücker (Seite 26) Druck auf die paraspinalen Muskeln direkt neben den Wirbeln C5 bis C6 im unteren Nacken ausüben.

Schritt 2 Nervenmobilisation

- In einer neutralen Position sitzen oder stehen. Die Hände hängen neben dem Körper.
- Die Hände neben dem Körper hängen lassen. Die Handfläche auf der Behandlungsseite öffnen und langsam nach vorn drehen und den Ellbogen strecken. Gleichzeitig das Ohr in Richtung der Schulter auf der Behandlungsseite bringen.
- Insgesamt 10-mal wiederholen.

Schritt 3 Behandlung der Triggerpunkte

- Den Nichtbehandlungsarm vorm Körper zum Behandlungsarm führen.
- Den Behandlungsarm entspannen und sanft den Bizeps vom Körper wegbewegen, um den darunterliegenden Oberarmmuskel zu erreichen.
- Mit einem Triggerpunktdrücker (Seite 26) auf jede empfindliche Stelle 10 bis 90 Sekunden lang Druck ausüben.

Schritt 4 Sanfte Bewegung

- In einer neutralen Position sitzen oder stehen.
- Um den Muskel zu dehnen, den Behandlungsarm anheben, den Ellbogen beugen und den Arm hinter den Rücken führen, wie um sich zwischen den Schulterblättern zu kratzen. In die neutrale Position zurückkehren.
- Um den Muskel zu verkürzen, den Ellbogen strecken und den Arm gerade nach hinten führen (vom tiefsten Punkt aus, nicht über den Kopf). In die neutrale Position zurückkehren.
- Insgesamt 5-mal wiederholen.

Andere Muskeln, die behandelt werden sollten: Der Bizeps (Seite 84) und der Trizeps (Seite 88) übertragen manchmal Schmerzen auf diesen Bereich.

TRIZEPS

(Musculus triceps brachii)

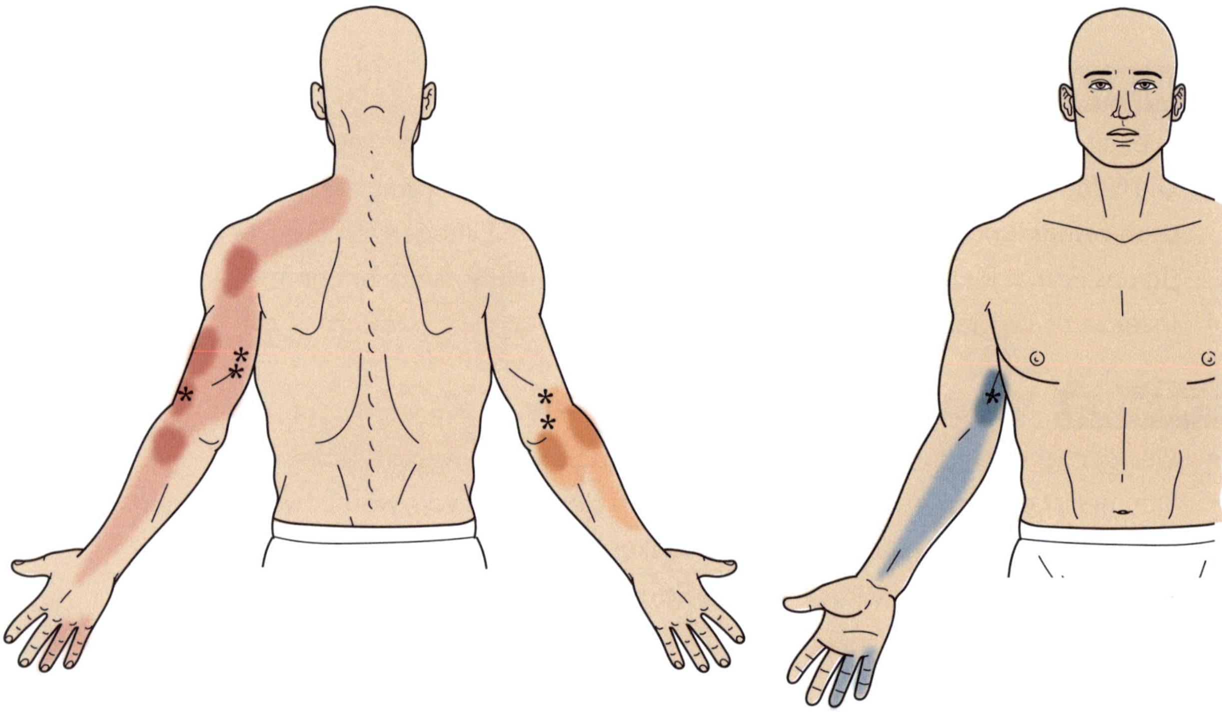

Wo es schmerzt: an der Rückseite der Schulter, im Arm und Ellbogen

Weitere mögliche Symptome: Taubheitsgefühle und Kribbeln an der Armrückseite, Tennisarm, Schmerzen beim Golf- oder Tennisspielen. Unfähigkeit, den Ellbogen zu beugen und zur Decke zeigen zu lassen, um den Trizeps hinter dem Ohr zu dehnen.

Häufige Ursachen: übermäßige Nutzung von Krücken, zu viele Liegestütze

Schritt 1 Behandlung der Wirbelsäule

- Mit einem Rückenhaken (Seite 26) oder ähnlichen Werkzeug Druck auf die paraspinalen Muskeln direkt neben den Wirbeln C7 bis Th1 im untersten Nackenbereich ausüben.

Schritt 2 Nervenmobilisation

- Die Nervenmobilisation »Trinkgeld geben« (Seite 109) durchführen, um den Speichennerv *(Nervus radialis)* zu mobilisieren.

Schritt 3 Behandlung der Triggerpunkte

- Um empfindliche Stellen zu finden, den Ellbogen auf der Behandlungsseite beugen und über den Kopf und nach hinten fassen, wie um sich zwischen den Schulterblättern zu kratzen. Wo ein Ziehen im Oberarm zu spüren ist, findet man die Triggerpunkte.
- Den Arm mit der Handfläche nach oben auf einen Tisch legen.
- Einen Tennisball zwischen den Tisch und den Teil des Oberarms legen, wo Triggerpunkte zu spüren waren.
- Auf die empfindlichen Stellen Druck ausüben. Das Gewicht des Arms sorgt für ausreichenden Druck.
- Auf jede empfindliche Stelle 10 bis 90 Sekunden lang Druck ausüben.

Schritt 4 Sanfte Bewegung

- In einer neutralen Position sitzen oder stehen. Die Arme hängen entspannt neben dem Körper.
- Um den Muskel zu dehnen, den Behandlungsarm anheben, den Ellbogen beugen und den Arm nach oben und hinten führen, wie um sich zwischen den Schulterblättern zu kratzen. In die neutrale Position zurückkehren.
- Um den Muskel zu verkürzen, den Ellbogen strecken und den Arm gerade nach hinten führen (die Handfläche zeigt dabei zum Boden). In die neutrale Position zurückkehren.
- Insgesamt 5-mal wiederholen.

Andere Muskeln, die behandelt werden sollten: Der Hakenarmmuskel (Seite 76) überträgt manchmal Schmerzen auf diesen Bereich.

OBERARMSPEICHENMUSKEL

(Musculus brachioradialis)

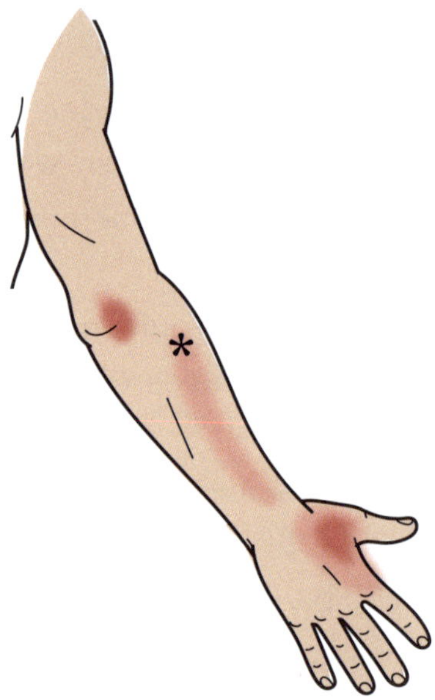

Wo es schmerzt: an der Außenseite des Ellbogens und im fleischigen Bereich zwischen Daumen und Zeigefinger. Ein ähnliches Schmerzmuster tritt bei Triggerpunkten im Auswärtsdreher auf.

Weitere mögliche Symptome: wenig Griffkraft. Die Symptome, die Menschen mit dieser Art von Triggerpunkten haben, werden häufig als »Tennisarm« bezeichnet.

Häufige Ursachen: Streckung von Ellbogen und Handgelenk während einer Rückhand beim Tennis, Eiskratzen an einer Windschutzscheibe oder viel Händeschütteln (beispielsweise zur Begrüßung von Gästen bei einer größeren Feier)

Schritt 1 Behandlung der Wirbelsäule

- Mit einem Rückenhaken, manuellen Massagegerät oder Triggerpunktdrücker (Seite 26) Druck auf die paraspinalen Muskeln direkt neben den Wirbeln C5 bis C6 im unteren Nacken ausüben.

Schritt 2 Nervenmobilisation

- Die Nervenmobilisation »Trinkgeld geben« (Seite 109) durchführen, um den Speichennerv zu mobilisieren.

Schritt 3 Behandlung der Triggerpunkte

- Den Ellbogen des Behandlungsarms beugen, den Daumen nach oben zeigen lassen und den obersten Teil des Unterarms anspannen. Mit den Fingern die obere Hälfte des Unterarms nach empfindlichen Stellen abtasten – häufig sind dort mehrere.
- Empfindliche Stellen mit einem manuellen Massagegerät (Seite 26) oder den Fingern sanft zusammendrücken.
- Jede empfindliche Stelle 10 bis 90 Sekunden lang sanft zusammendrücken.

Schritt 4 Sanfte Bewegung

- In einer neutralen Position stehen. Die Arme entspannt neben dem Körper hängen lassen.
- Auf der Behandlungsseite die Schulter nach unten drücken, ohne den Kopf oder den Rumpf zu bewegen.
- Um den Muskel zu dehnen, mit der Handfläche eine Schale bilden, sanft das Handgelenk beugen, sodass die Handfläche nach oben zeigt, und die Hand nach hinten drehen, wie um einem Kellner unauffällig Trinkgeld zuzustecken.
- Um den Muskel zu verkürzen, die Schulter entspannen und die Handfläche öffnen, sodass sie nach vorn zeigt. In die neutrale Position zurückkehren.
- Insgesamt 5-mal wiederholen.

Andere Muskeln, die behandelt werden sollten: Der Auswärtsdreher (Seite 92) oder die Handgelenkstrecker (Seite 94) übertragen manchmal Schmerzen auf diesen Bereich.

AUSWÄRTSDREHER

(Musculus supinator)

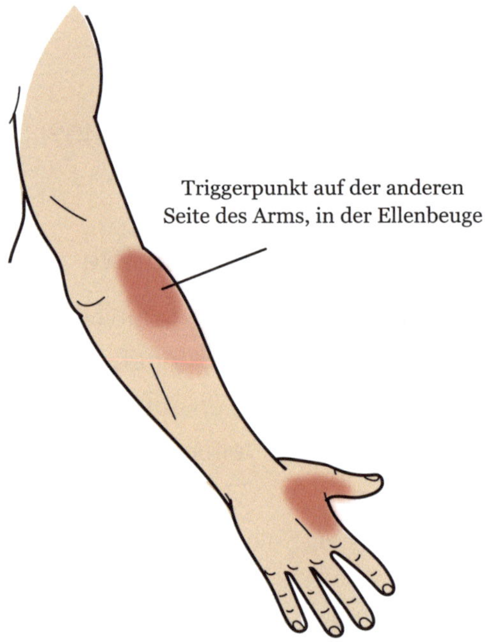

Wo es schmerzt: an der Außenseite des Ellbogens und im fleischigen Bereich zwischen Daumen und Zeigefinger. Ein ähnliches Schmerzmuster tritt bei Triggerpunkten im Oberarmspeichenmuskel auf.

Weitere mögliche Symptome: Schmerzen beim Tragen einer Tasche mit gestrecktem Ellbogen. Eventuell Schwierigkeiten bei bestimmten Bewegungsumfängen, wie beim Beugen des Ellbogens und Drehen der Handfläche zum Boden

Häufige Ursachen: Überlastung der Unterarme, wie beim Öffnen eines fest sitzenden Deckels oder Spazierenführen eines großen Hundes

Schritt 1 Behandlung der Wirbelsäule

- Mit einem Rückenhaken, manuellen Massagegerät oder Triggerpunktdrücker (Seite 26) Druck auf die paraspinalen Muskeln direkt neben den Wirbeln C5 bis C7 im unteren Nacken ausüben.

Schritt 2 Nervenmobilisation

- Die Nervenmobilisation »Trinkgeld geben« (Seite 109) durchführen, um den Speichennerv zu mobilisieren.

Schritt 3 Behandlung der Triggerpunkte

- Den Ellbogen des Behandlungsarms beugen und die Hand seitlich und mit nach oben zeigendem Daumen halten, um den darüberliegenden Oberarmspeichenmuskel zu greifen. Sobald die Handfläche nach oben gedreht wird, ist der Auswärtsdreher leicht zu finden. Es ist hilfreich, den Arm während der Behandlung auf einen Tisch zu legen.
- Die Handfläche anschließend nach oben drehen. Mit einemTriggerpunktdrücker (Seite 26) auf die Innenseite des Oberarmspeichenmuskels, direkt unterhalb des Ellbogens, drücken.
- Auf jede empfindliche Stelle 10 bis 90 Sekunden lang Druck ausüben.

Schritt 4 Sanfte Bewegung

- In einer neutralen Position sitzen oder stehen. Die Arme neben dem Körper hängen lassen.
- Um den Muskel zu dehnen, den Behandlungsarm so drehen, dass die Handfläche nach außen zeigt. In die neutrale Position zurückkehren.
- Um den Muskel zu verkürzen, den Arm so drehen, dass die Handfläche zum Körper zeigt. In die neutrale Position zurückkehren.
- Insgesamt 5-mal wiederholen.

Andere Muskeln, die behandelt werden sollten: der Oberarmspeichenmuskel (Seite 90) und die Handgelenkstrecker (Seite 94)

HANDGELENKSTRECKER

Langer radialer Handstrecker *(Musculus extensor carpi radialis longus)*, kurzer radialer Handstrecker *(Musculus extensor carpi radialis brevis)*, ulnarer Handstrecker *(Musculus extensor carpi ulnaris)*

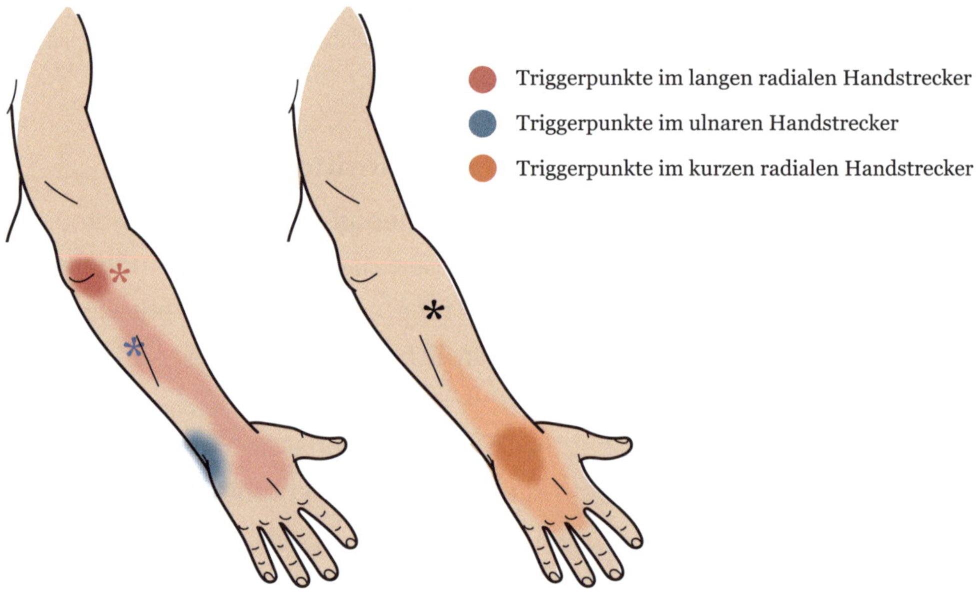

Wo es schmerzt: am Ellbogen und an der Rückseite des Handgelenks
Weitere mögliche Symptome: Schmerzen und Kraftlosigkeit bei Aktivitäten, die Handgelenksbewegungen erfordern, wie Händeschütteln, Öffnen eines festsitzenden Deckels oder Drehen eines Türknaufs
Häufige Ursachen: Nutzung von Handwerkszeug oder Zusammendrücken eines Balls, um die Kraft zu testen

Schritt 1 Behandlung der Wirbelsäule

- Mit einem Rückenhaken, manuellen Massagegerät oder Triggerpunktdrücker (Seite 26) Druck auf die paraspinalen Muskeln direkt neben den Wirbeln C6 bis Th1 im untersten Nackenbereich ausüben.

Schritt 2 Nervenmobilisation

- Die Nervenmobilisation »Trinkgeld geben« (Seite 109) durchführen, um den Speichennerv zu mobilisieren.

Schritt 3 Behandlung der Triggerpunkte

- Um die empfindlichen Stellen zu finden, den Behandlungsarm nach vorn halten, wobei die Handfläche nach unten zeigt. Die Hand sanft nach unten ziehen, um das Handgelenk zu beugen. Darauf achten, wo ein Ziehen zu spüren ist.
- Die Handfläche bei gebeugtem Ellbogen auf einen Tisch legen und direkt unterhalb des Ellbogens, wo das Ziehen zu spüren war, vorsichtig nach empfindlichen Stellen tasten.
- Mit einem Triggerpunktdrücker (Seite 26) auf die empfindlichen Stellen drücken oder den Ellbogen beugen und gegen einen Tennisball drücken, der zwischen der Rückseite des Unterarms und einer Wand eingeklemmt wird.
- Auf jede empfindliche Stelle 10 bis 90 Sekunden lang Druck ausüben.

Schritt 4 Sanfte Bewegung

- In einer neutralen Position sitzen oder stehen. Die Arme hängen entspannt neben dem Körper.
- Um den Muskel zu dehnen, den Behandlungsarm nach vorn anheben, sodass er einen 90-Grad-Winkel mit dem Körper bildet. Das Handgelenk nach unten beugen, sodass die Finger zum Boden zeigen und die Handfläche zum Körper zeigt. In die neutrale Position zurückkehren.
- Um den Muskel zu verkürzen, den Arm anheben, sodass das Handgelenk zur Decke zeigt. Das Handgelenk nach hinten beugen, sodass die Finger zum Boden zeigen und die Handfläche vom Körper wegzeigt. In die neutrale Position zurückkehren.
- Insgesamt 5-mal wiederholen.

Andere Muskeln, die behandelt werden sollten: der Auswärtsdreher (Seite 92) und die Treppenmuskeln (Seite 58)

FINGERSTRECKER

Fingerstrecker *(Musculus extensor digitorum)*, Zeigefingerstrecker *(Musculus extensor indicis)*

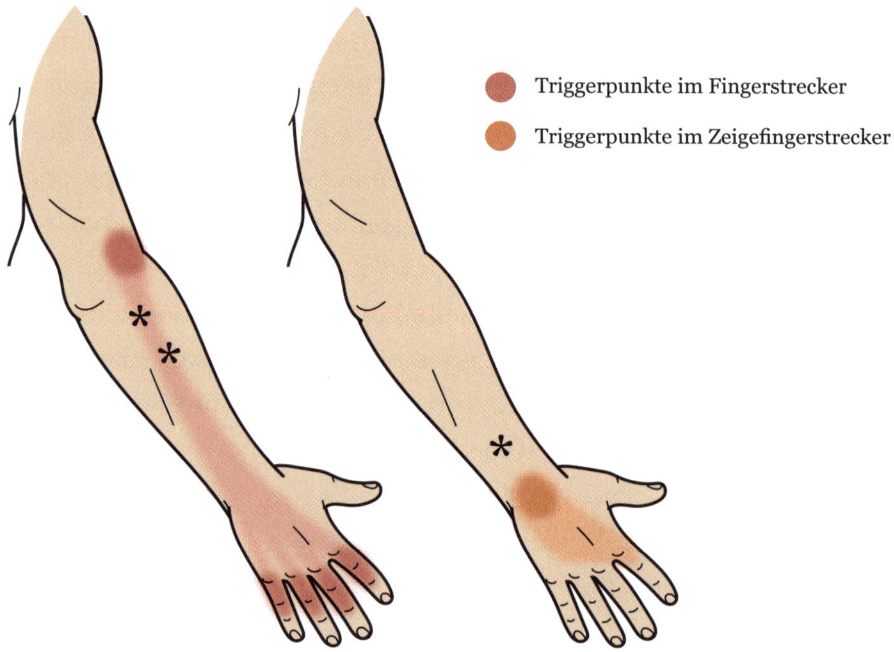

Wo es schmerzt: hauptsächlich an der Rückseite des Unterarms und an den Fingern
Weitere mögliche Symptome: Schmerzen im Ellbogen und Fingersteifigkeit
Häufige Ursachen: längeres Spielen eines Instruments oder Arbeiten mit Werkzeugen

Schritt 1 Behandlung der Wirbelsäule

- Mit einem Rückenhaken, manuellen Massagegerät oder Triggerpunktdrücker (Seite 26) Druck auf die paraspinalen Muskeln direkt neben den Wirbeln C6 bis Th1 im untersten Nackenbereich ausüben.

Schritt 2 Nervenmobilisation

- Die Nervenmobilisation »Trinkgeld geben« (Seite 109) durchführen, um den Speichennerv zu mobilisieren.

Schritt 3 Behandlung der Triggerpunkte

- Den Behandlungsarm auf einen Tisch oder ein Kissen legen. Die Handfläche zeigt nach oben und der Ellbogen ist gebeugt. Den oberen Teil des Unterarms nach empfindlichen Stellen abtasten.
- Mit einem Triggerpunktdrücker (Seite 26) auf empfindliche Stellen im oberen Unterarm drücken. Alternativ den Ellbogen beugen und mit einem Tennisball, der zwischen Unterarm und Wand gehalten wird, Druck ausüben.
- Auf jede empfindliche Stelle 10 bis 90 Sekunden lang Druck ausüben.

Schritt 4 Sanfte Bewegung

- In einer neutralen Position sitzen oder stehen. Die Arme hängen entspannt neben dem Körper.
- Um den Muskel zu dehnen, den Behandlungsarm an der Seite hängen lassen und das Handgelenk mit gestreckten Fingern sanft beugen, sodass die Handfläche nach oben und die Finger nach hinten zeigen. In die neutrale Position zurückkehren.
- Um den Muskel zu verkürzen, das Handgelenk sanft in die andere Richtung beugen, sodass die Handfläche nach unten und die Finger nach vorn zeigen. In die neutrale Position zurückkehren.
- Insgesamt 5-mal wiederholen.

Andere Muskeln, die behandelt werden sollten: die Handgelenkstrecker (Seite 94) sowie seltener der Oberarmspeichenmuskel (Seite 90), die Fingerbeuger (Seite 100) und die Handgelenkbeuger (Seite 106)

ZWISCHENKNOCHENMUSKELN

**Erster Zwischenknochenmuskel *(Musculus interosseus dorsalis I)*,
Kleinfingerspreizer *(Musculus abductor digiti minimi)*,
zweiter Zwischenknochenmuskel *(Musculus interosseus dorsalis II)***

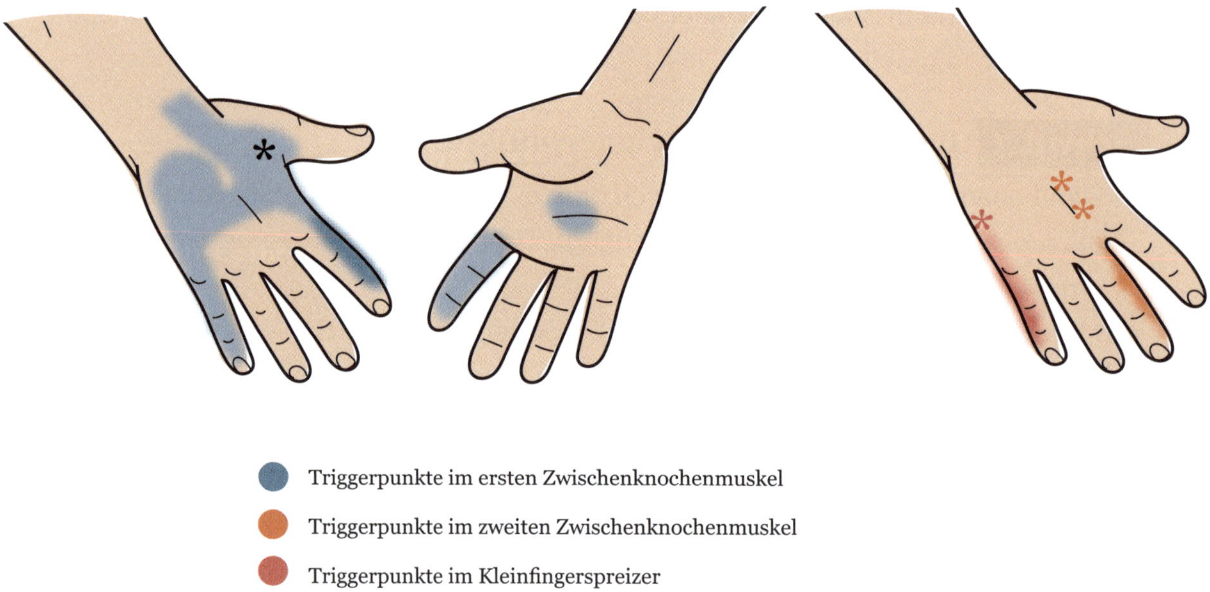

Wo es schmerzt: hauptsächlich entlang der Seite(n) betroffener Finger, manchmal an der Handfläche und am Handrücken
Weitere mögliche Symptome: Schwierigkeiten bei feinmotorischen Aktivitäten, wie beim Zuknöpfen, Schreiben mit einem Stift und Greifen
Häufige Ursachen: wiederholte Nutzung des Pinzettengriffs, wie beim Nähen oder bei feinmechanischer Arbeit

Schritt 1 Behandlung der Wirbelsäule

- Mit einem Rückenhaken, manuellen Massagegerät oder Triggerpunktdrücker (Seite 26) Druck auf die paraspinalen Muskeln direkt neben den Wirbeln C7 bis Th1 im untersten Nackenbereich ausüben.

Schritt 2 Nervenmobilisation

- Die Nervenmobilisation »Trinkgeld geben« (Seite 109) durchführen, um den Speichennerv zu mobilisieren.

Schritt 3 Behandlung der Triggerpunkte

- Die Knochen in der Behandlungshand anheben und voneinander trennen, um die Muskeln an der Seite erreichen zu können.
- Mit den Nichtbehandlungsfingern sanften Druck auf die empfindlichen Bereiche ausüben.
- Auf jede empfindliche Stelle 10 bis 90 Sekunden lang Druck ausüben.

Schritt 4 Sanfte Bewegung

- Für diese Muskeln gibt es keine schwedische Gymnastikübung.

Andere Muskeln, die behandelt werden sollten: Manchmal hilft es, die Handgelenkbeuger (Seite 106), die Fingerbeuger (Seite 100), die Handgelenkstrecker (Seite 94) und die Fingerstrecker (Seite 96) zu behandeln.

FINGERBEUGER

Oberflächlicher Fingerbeuger *(Musculus flexor digitorum superficialis)*, tiefer Fingerbeuger *(Musculus flexor digitorum profundus)*

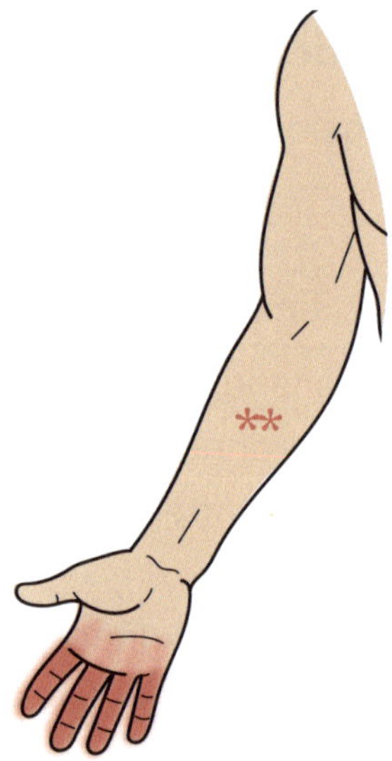

Wo es schmerzt: an einzelnen Fingern

Weitere mögliche Symptome: Schwierigkeiten bei feinmotorischen Aktivitäten, die Greifen erfordern, wie bei der Nutzung einer Schere oder dem Festhalten des Lenkrads

Häufige Ursachen: längeres Greifen

Schritt 1 Behandlung der Wirbelsäule

- Mit einem Rückenhaken oder ähnlichen Hilfsmittel (Seite 26) Druck auf die paraspinalen Muskeln direkt neben den Wirbeln C7 bis Th1 im untersten Nackenbereich ausüben.

Schritt 2 Nervenmobilisation

- Die Nervenversorgung mit der Nervenmobilisation »Tunnelbändiger« (Seite 111) oder »Okular« (Seite 110) mobilisieren – was für Sie besser funktioniert.

Schritt 3 Behandlung der Triggerpunkte

- Den Ellbogen strecken und mit der Nichtbehandlungshand die einzelnen Finger der Behandlungshand nach hinten ziehen. Nun dasselbe mit gebeugtem Ellbogen versuchen. Bei einer oder beiden Aktionen sollten verspannte Bereiche zu spüren sein. Mit einem Stift markieren.
- Den Ellbogen beugen und den Unterarm mit der Handfläche nach oben auf einen Tisch legen.
- Mit einem Triggerpunktdrücker (Seite 26) auf jede markierte empfindliche Stelle 10 bis 90 Sekunden lang Druck ausüben.

Schritt 4 Sanfte Bewegung

- In einer neutralen Position sitzen oder stehen. Die Arme hängen entspannt neben dem Körper.
- Um die Muskeln zu dehnen, die Arme an der Seite hängen lassen und das Handgelenk auf der Behandlungsseite mit gestreckten Fingern sanft beugen, sodass die Handfläche nach oben und die Finger nach hinten zeigen. In die neutrale Position zurückkehren.
- Um die Muskeln zu verkürzen, das Handgelenk sanft in die andere Richtung beugen, sodass die Handfläche nach unten und die Finger nach vorn zeigen. In die neutrale Position zurückkehren.
- Insgesamt 5-mal wiederholen.

Andere Muskeln, die behandelt werden sollten: Es kann helfen, die Handgelenkbeuger (Seite 106), die Handgelenkstrecker (Seite 94), die Treppenmuskeln (Seite 58) und den kleinen Brustmuskel (Seite 120) zu behandeln.

TIPP Diese Muskeln liegen tief. Behandeln Sie zunächst die darüberliegenden Handgelenkbeuger.

DAUMENHERANZIEHER UND GEGENSTELLER DES DAUMENS

(*Musculus adductor pollicis* und *Musculus opponens pollicis*)

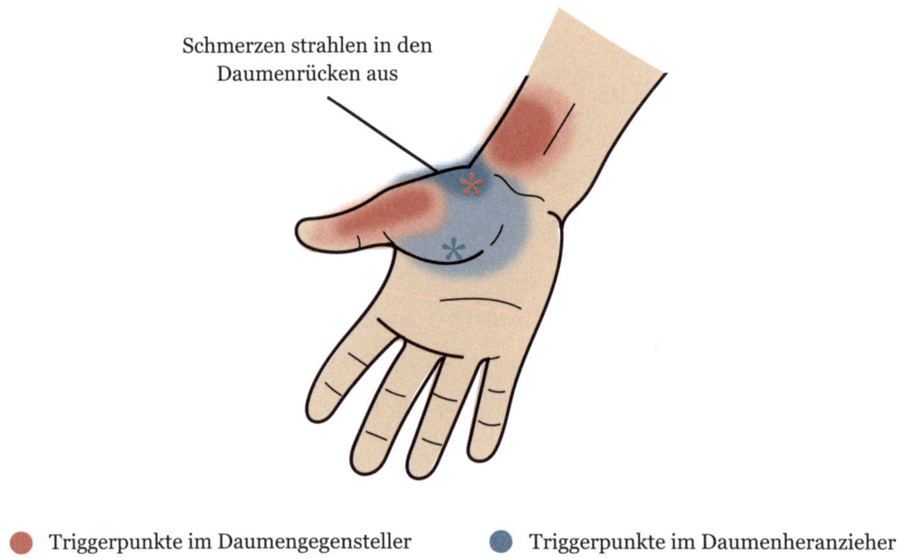

Wo es schmerzt: am Daumen sowie unten am Handgelenk auf derselben Seite
Weitere mögliche Symptome: Schwierigkeiten bei feinmotorischen Aktivitäten, wie beim Zuknöpfen, Halten eines Stifts oder Schreiben
Häufige Ursachen: Nutzung des Daumens zum Massieren, Unkrautjäten und allgemeine Überlastung des Daumens

Schritt 1 Behandlung der Wirbelsäule

- Mit einem Rückenhaken oder ähnlichen Hilfsmittel (Seite 26) Druck auf die paraspinalen Muskeln direkt neben den Wirbeln C7 bis Th1 im untersten Nackenbereich ausüben.

Schritt 2 Nervenmobilisation

- Den mittleren Armnerv *(Nervus medianus)* mit der Nervenmobilisation »Tunnelbändiger« (Seite 111) mobilisieren.

Schritt 3 Behandlung der Triggerpunkte

- Mit einem Triggerpunktdrücker (Seite 26) Druck auf empfindliche Bereiche zwischen dem untersten Teil des Daumens und dem Ende des Handgelenks sowie zwischen der Basis des Daumens und der Mitte der Behandlungshand ausüben.
- Auf jede empfindliche Stelle 10 bis 90 Sekunden lang Druck ausüben.

Schritt 4 Sanfte Bewegung

- In einer neutralen Position sitzen oder stehen. Die Arme hängen entspannt neben dem Körper.
- Um den Muskel zu dehnen, auf der Behandlungsseite die Finger spreizen und die Hand weit öffnen. In die neutrale Position zurückkehren.
- Um den Muskel zu verkürzen, die Hand locker zur Faust ballen. In die neutrale Position zurückkehren.
- Insgesamt 5-mal wiederholen.

Andere Muskeln, die behandelt werden sollten: die Treppenmuskeln (Seite 58) und der kleine Brustmuskel (Seite 120) sowie seltener der Oberarmspeichenmuskel (Seite 90), der Auswärtsdreher (Seite 92), die Handgelenkbeuger (Seite 106) und die Fingerbeuger (Seite 100)

TIPP Schonen Sie Ihre Daumen und nutzen Sie eines der Werkzeuge, die in diesem Buch empfohlen werden, um Druck auf diese Triggerpunkte auszuüben!

LANGER DAUMENBEUGER

(Musculus flexor pollicis longus)

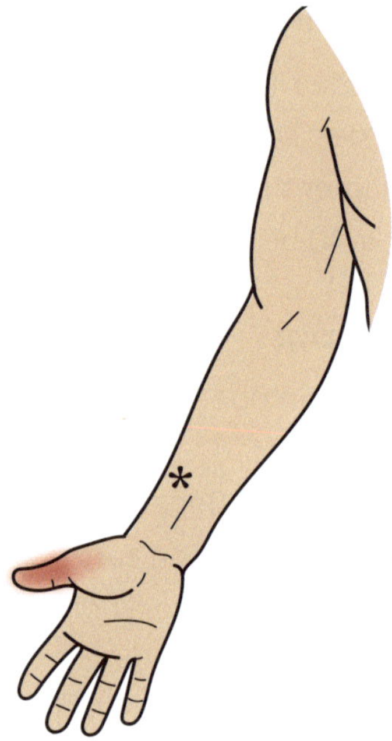

Wo es schmerzt: an der Spitze des Daumens

Weitere mögliche Symptome: Schwierigkeiten bei feinmotorischen Aktivitäten, wie bei der Nutzung einer Schere oder dem Festhalten des Lenkrads

Häufige Ursachen: längeres Greifen

Schritt 1 Behandlung der Wirbelsäule

- Mit einem Rückenhaken oder ähnlichen Hilfsmittel (Seite 26) Druck auf die paraspinalen Muskeln direkt neben den Wirbeln C7 bis Th1 im untersten Nackenbereich ausüben.

Schritt 2 Nervenmobilisation

- Den mittleren Armnerv mit der Nervenmobilisation »Tunnelbändiger« (Seite 111) mobilisieren.

Schritt 3 Behandlung der Triggerpunkte

- Den Daumen der Behandlungshand nach hinten ziehen, um Verspannungen zu spüren.
- Mit einem Triggerpunktdrücker (Seite 26) Druck auf den empfindlichen Bereich ausüben, wo das Ziehen zu spüren war.
- Auf jede empfindliche Stelle 10 bis 90 Sekunden lang Druck ausüben.

Schritt 4 Sanfte Bewegung

- In einer neutralen Position sitzen oder stehen. Die Unterarme auf eine flache Fläche legen und den Daumen der Behandlungshand anheben, sodass er zur Decke zeigt.
- Um den Muskel zu dehnen, den Daumen nach hinten ziehen, ähnlich wie beim Anhalter-Handzeichen. In die neutrale Position zurückkehren.
- Um den Muskel zu verkürzen, den Daumen nach vorn und unten in Richtung Handfläche bewegen. In die neutrale Position zurückkehren.
- Insgesamt 5-mal wiederholen.

Andere Muskeln, die behandelt werden sollten: der Daumenheranzieher beziehungsweise der Gegensteller des Daumens (Seite 102) sowie seltener die Handgelenkbeuger (Seite 106), die Handgelenkstrecker (Seite 94), die Treppenmuskeln (Seite 58) und der kleine Brustmuskel (Seite 120)

HANDGELENKBEUGER

Ulnarer Handbeuger *(Musculus flexor carpi ulnaris)*, radialer Handbeuger *(Musculus flexor carpi radialis)*, langer Hohlhandmuskel *(Musculus palmaris longus)*, runder Einwärtsdreher *(Musculus pronator teres)*

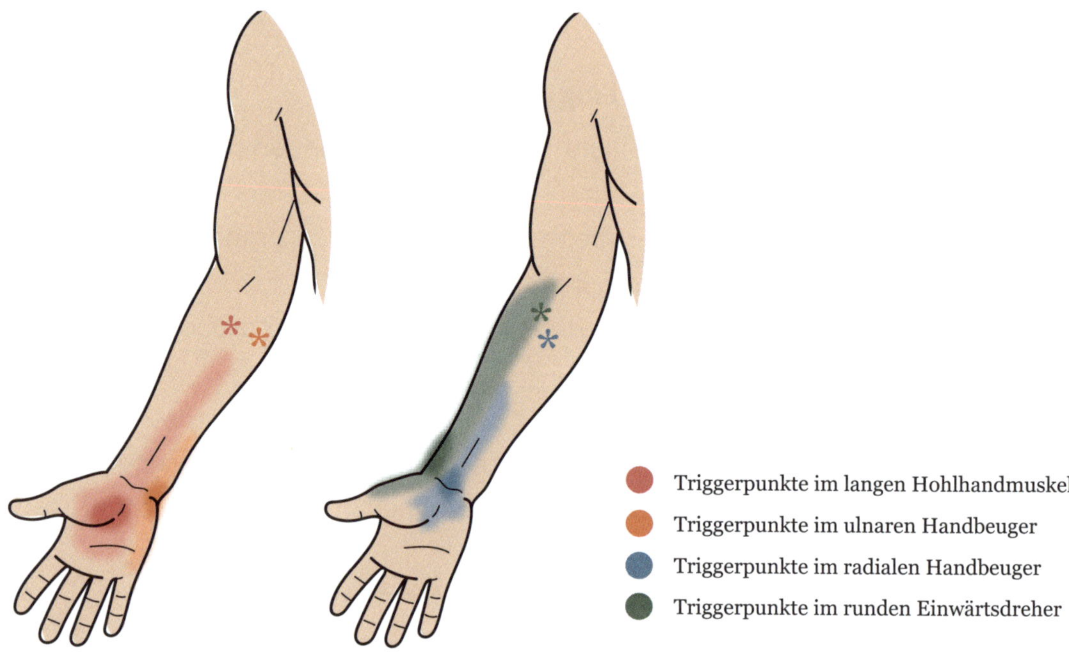

Wo es schmerzt: an der Handfläche oder auf der Seite der Handfläche am Handgelenk und Unterarm

Weitere mögliche Symptome: Schwierigkeiten bei der Nutzung von Gegenständen, die Feinmotorik erfordern, wie Scheren oder Lockenstäbe

Häufige Ursachen: ein in der Vergangenheit gebrochener Ellbogen, zu festes Greifen von Gegenständen wie einem Lenkrad oder Handwerkszeug

Schritt 1 Behandlung der Wirbelsäule

- Mit einem Rückenhaken oder ähnlichen Hilfsmittel (Seite 26) Druck auf die paraspinalen Muskeln direkt neben den Wirbeln C6 bis Th1 im untersten Nackenbereich ausüben.

Schritt 2 Nervenmobilisation

- Die Nervenversorgung mit der Nervenmobilisation »Tunnelbändiger« (Seite 111) oder »Okular« (Seite 110) mobilisieren – was für Sie besser funktioniert.

Schritt 3 Behandlung der Triggerpunkte

- Um die Triggerpunkte zu finden, den Unterarm auf der Behandlungsseite mit der Handfläche nach oben auf einen Tisch legen. Mit folgenden Tests nach Verspannungen oder empfindlichen Stellen tasten:
    - Für den runden Einwärtsdreher: Den Unterarm nach innen drehen, sodass die Handfläche zum Körper und nicht nach oben zeigt. In die neutrale Position zurückkehren.
    - Für den radialen Handbeuger: Das Handgelenk in Richtung der Seite des Daumens bewegen, aber den Rest der Hand still liegen lassen. In die neutrale Position zurückkehren.
    - Für den langen Hohlhandmuskel: Mit der Hand eine Schale bilden. In die neutrale Position zurückkehren.
    - Für den ulnaren Handbeuger: Das Handgelenk in Richtung der Seite des kleinen Fingers bewegen, aber den Rest der Hand still liegen lassen. In die neutrale Position zurückkehren.
- Mit einem Triggerpunktdrücker (Seite 26) auf alle empfindlichen Stellen, die zu ertasten waren, jeweils 10 bis 90 Sekunden lang Druck ausüben.

Schritt 4 Sanfte Bewegung

- In einer neutralen Position sitzen oder stehen und den Behandlungsarm gerade nach vorn halten.
- Um den Muskel zu dehnen, die Handfläche nach oben drehen und das Handgelenk mit gestreckten Fingern sanft beugen, sodass die Finger nach unten zeigen. In die neutrale Position zurückkehren.
- Um den Muskel zu verkürzen, die Handfläche nach unten drehen, wobei die Finger nach vorn zeigen, und das Handgelenk sanft in Richtung Boden beugen. In die neutrale Position zurückkehren.
- Insgesamt 5-mal wiederholen.

Andere Muskeln, die behandelt werden sollten: die Handgelenkstrecker (Seite 94), die Treppenmuskeln (Seite 58) und der kleine Brustmuskel (Seite 120)

NERVENMOBILISATION: Trinkgeld geben

Diese Bewegung mobilisiert den Speichennerv, der verschiedene Armmuskeln versorgt, wie den Trizeps (Seite 88) und die Handgelenkstrecker (Seite 94). Die Gleitbewegung beruhigt den Nerv und entspannt häufig die Muskeln.

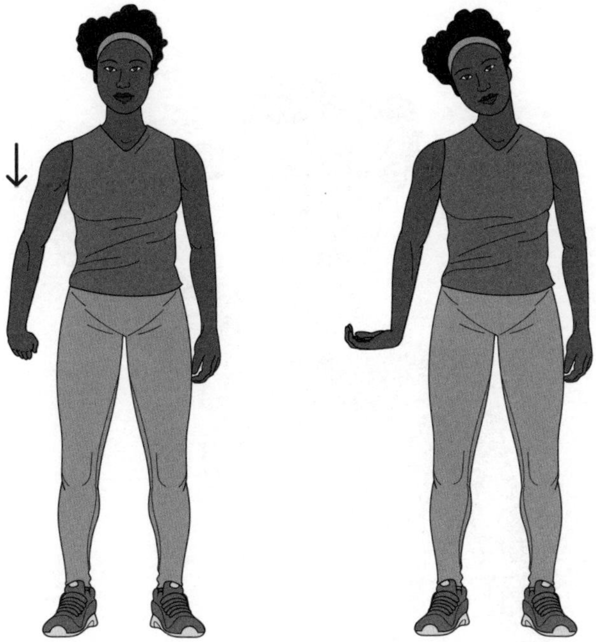

- In einer neutralen Position stehen. Die Arme hängen entspannt neben dem Körper.
- Auf der Behandlungsseite die Schulter nach unten drücken, ohne den Kopf oder den Rumpf zu bewegen.
- Die Hand beugen, sodass die Handfläche nach oben und die Finger nach hinten zeigen. Dabei die Handfläche flach und die Finger gestreckt halten.
- Beim Ausatmen langsam das Ohr in Richtung der Schulter auf der Behandlungsseite neigen. Gleichzeitig das Handgelenk drehen, sodass die Handfläche noch immer nach oben zeigt, aber die Finger vom Körper wegzeigen – beinahe wie um einem Kellner oder einer Kellnerin Trinkgeld zuzustecken. Die Finger krümmen sich dabei automatisch in Form eines »J«.
- Insgesamt 10-mal wiederholen.

NERVENMOBILISATION: Okular

Diese Bewegung mobilisiert den Ellennerv *(Nervus ulnaris)*, der zu einigen Muskeln im Unterarm und in den Fingern verläuft, wie bestimmten Handgelenkbeugern (Seite 106) und Fingerbeugern (Seite 100). Der Ellennerv ist auch das, was schmerzt, wenn man sich am Musikantenknochen stößt. Die Gleitbewegung beruhigt den Nerv und entspannt häufig die Muskeln.

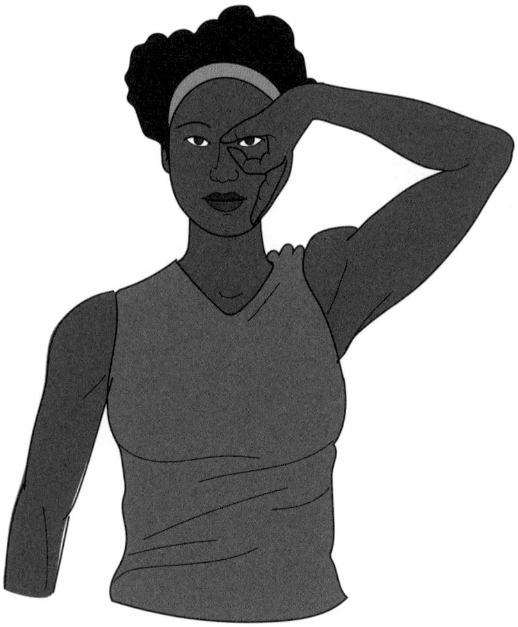

- Die Hand vor der Brust halten. Wie beim »Okay«-Zeichen mit Daumen und Zeigefinger einen Ring bilden und die anderen drei Finger nach oben zeigen lassen.
- Die Hand zum Auge führen und das Handgelenk dabei zum Körper drehen, sodass das »Okay«-Zeichen auf dem Kopf steht und Sie durch den Ring blicken, den Daumen und Zeigefinger bilden. Die anderen Finger liegen seitlich auf dem Gesicht.
- Die Bewegung langsam beim Ausatmen ausführen.
- Insgesamt 10-mal wiederholen.

NERVENMOBILISATION: Tunnelbändiger

Diese Bewegung mobilisiert den mittleren Armnerv, der einige Muskeln im Arm versorgt, darunter Handgelenkbeuger (Seite 106) und Fingerbeuger (Seite 100). Die Gleitbewegung beruhigt den Nerv und entspannt häufig die Muskeln.

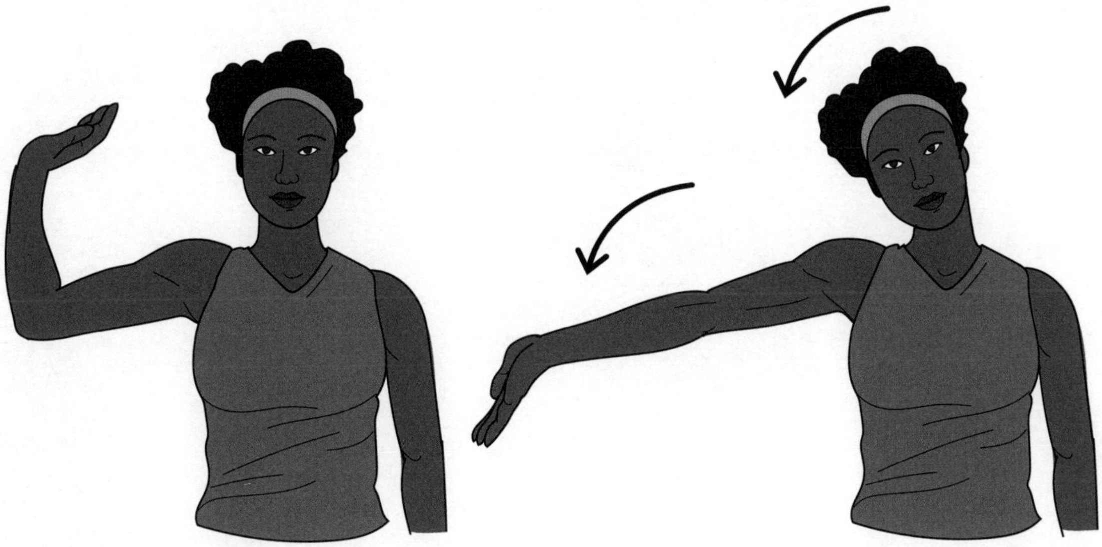

- In einer neutralen Position sitzen oder stehen. Die Schultern sind entspannt und die Arme hängen neben dem Körper.
- Den Arm mit gebeugtem Ellbogen seitlich anheben, sodass der Unterarm parallel zum Körper gehalten wird. Das Handgelenk beugen, sodass die Handfläche nach oben und die Finger zur Schläfe zeigen.
- Das Handgelenk gebeugt lassen, den Ellbogen strecken und den Unterarm leicht drehen, sodass die Handfläche vom Körper wegzeigt, wenn der Ellbogen komplett gestreckt ist.
- Gleichzeitig den Nacken zur selben Seite beugen.
- Insgesamt 10-mal wiederholen.

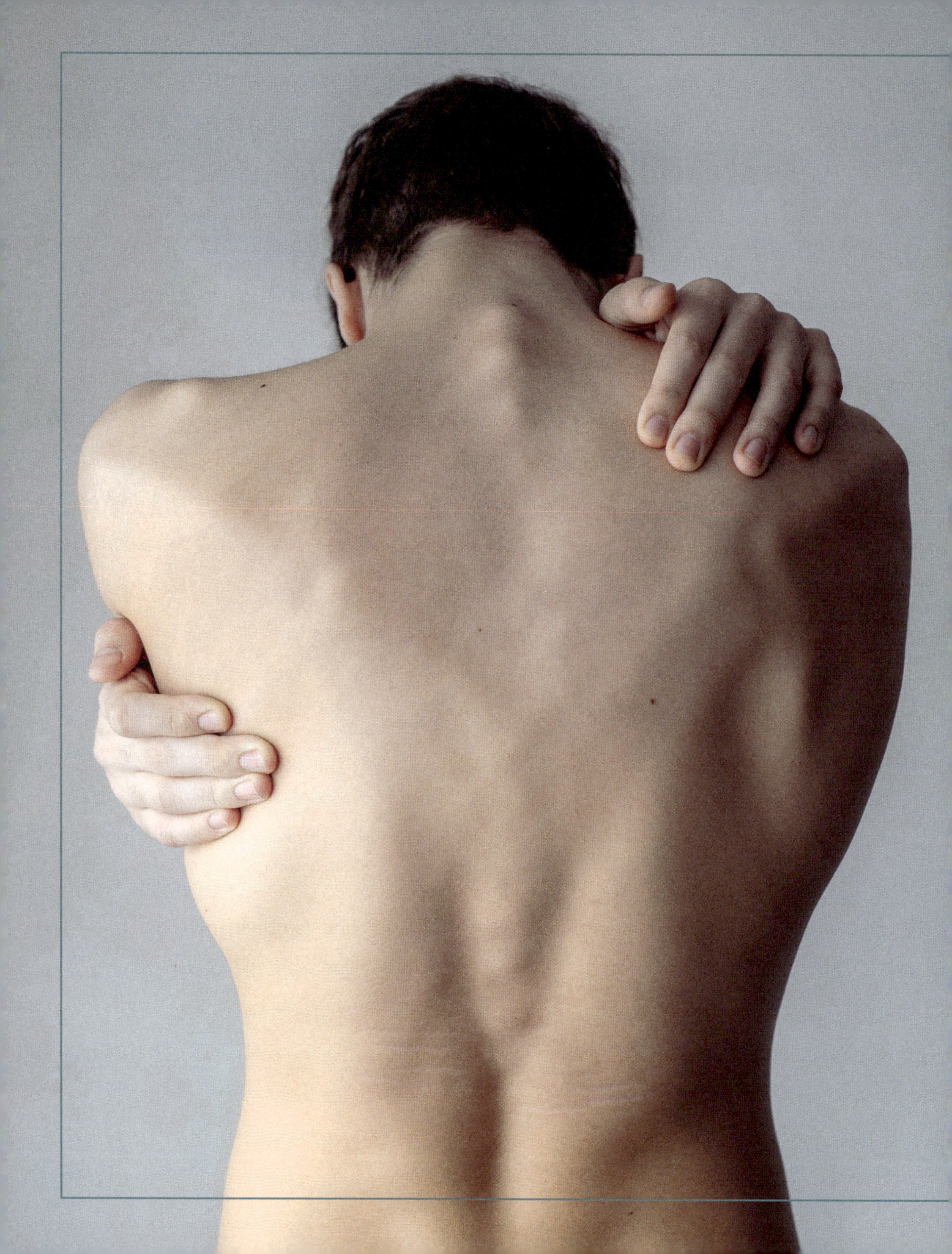

5

Brust, Rücken und Bauch

Die paraspinalen Muskeln sind außerordentlich wichtig – sie kontrollieren die Nervenversorgung beinahe aller Muskeln, und gute Behandlungspläne beziehen sie gewöhnlich mit ein. Triggerpunkte in der Bauchmuskulatur sind mit vielen verschiedenen Arten von Schmerzen verbunden, auch mit solchen, an die man nicht intuitiv denken würde, wie Sodbrennen und Darmprobleme. Allerdings ist es wichtig, Vorsicht walten zu lassen. Bauch- und Brustschmerzen können Anzeichen für ernsthafte nichtmyofasziale Beschwerden wie Geschwüre oder Herzprobleme sein. Bevor Sie die folgenden Techniken ausprobieren, lassen Sie sich bitte ärztlich untersuchen, um andere Ursachen für Ihre Bauch- oder Brustschmerzen auszuschließen.

OBERFLÄCHLICHE PARASPINALE MUSKELN

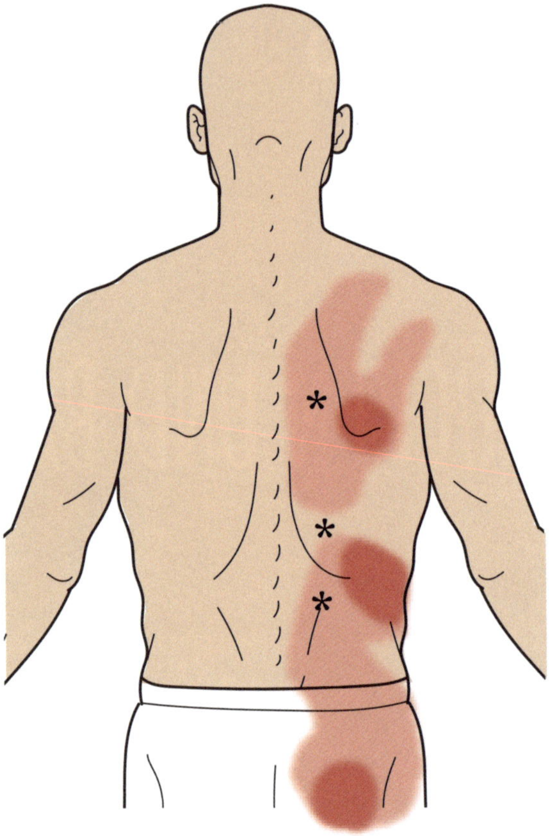

Wo es schmerzt: hauptsächlich im Rücken neben der Wirbelsäule. Die Schmerzen können auch in den Gesäßbereich ausstrahlen.
Weitere mögliche Symptome: eingeschränkte Beweglichkeit des Rückens
Häufige Ursachen: physisches Trauma; Aktivitäten, die Beugen und Drehen erfordern, und Probleme beim normalen Gehen

Schritt 1 Behandlung der Wirbelsäule

- Da die paraspinalen Muskeln bereits im Zentrum der Behandlung stehen, gibt es keine zusätzliche Wirbelsäulenbehandlung.

Schritt 2 Nervenmobilisation

- Die Nervenmobilisation »Für die Gesundheit hängen lassen« (Seite 136) durchführen oder die schwedische Gymnastik in Schritt 4 unten insgesamt 10-mal wiederholen.

Schritt 3 Behandlung der Triggerpunkte

- Langsam den Kopf senken und die Wirbelsäule abrollen, wie um die Zehen zu berühren. In der Nähe der Wirbelsäule werden verspannte Bereiche zu spüren sein, wenn sich mehrere Wirbelsäulensegmente gleichzeitig bewegen.
- Mit einem Racquetball, Tennisball oder einem anderen ballbasierten Tool (Seite 26 f.) empfindliche Stellen in den verspannten Bereichen nahe der Wirbelsäule aufspüren – aber nicht direkt in der Vertiefung neben den Knochen der Wirbelsäule. (Ich bevorzuge den Racquetball auf den Rippen und den Tennisball im unteren Rücken.)
- Auf jede empfindliche Stelle 10 bis 90 Sekunden lang Druck ausüben.

Schritt 4 Sanfte Bewegung

- Mit gebeugten Knien auf den Boden setzen. Die Fußsohlen stehen auf dem Boden und die Wirbelsäule ist gerade. Die Hände direkt unterhalb der Knie um die Beine legen.
- Um den Muskel zu dehnen, den Rücken sanft von den Beinen wegkrümmen. In die neutrale Position zurückkehren.
- Um den Muskel zu verkürzen, den Rücken sanft in die andere Richtung krümmen, das heißt, den Bauch nach vorn und den Kopf nach hinten schieben. In die neutrale Position zurückkehren.
- Insgesamt 5-mal wiederholen.

TIEFE PARASPINALE MUSKELN

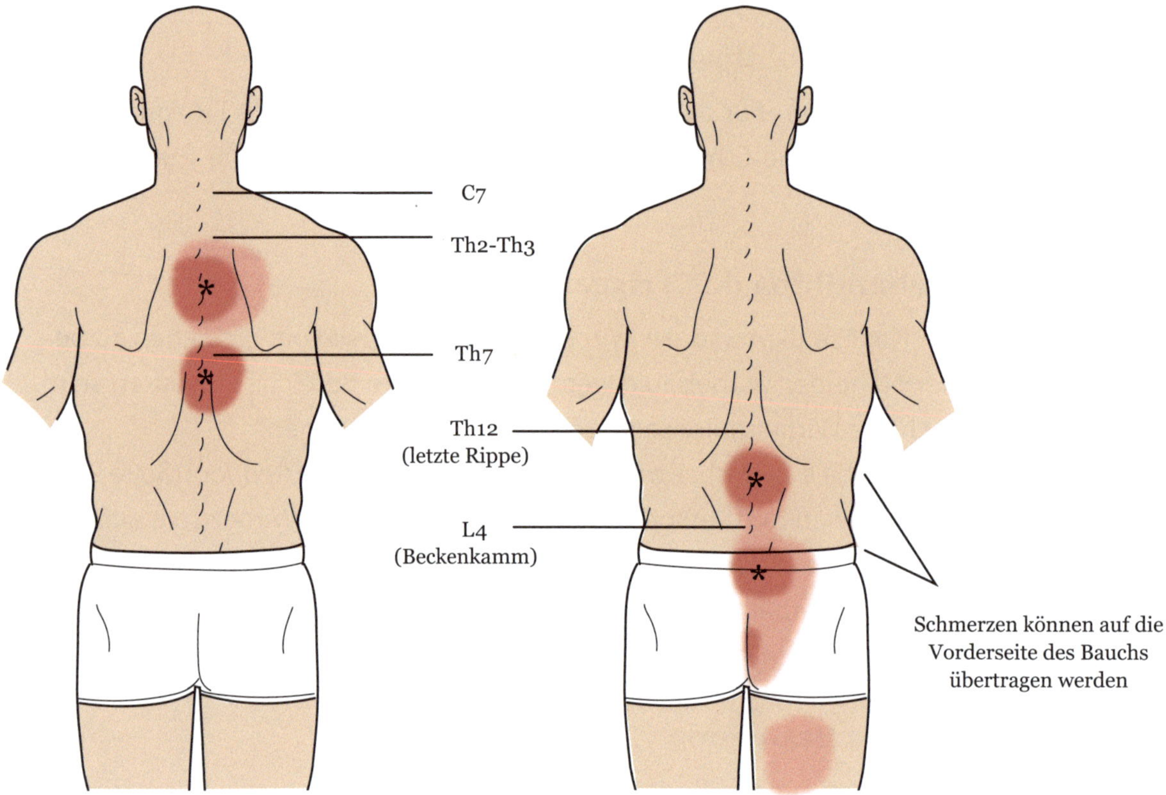

Wo es schmerzt: Beinahe direkt auf der Wirbelsäule, eventuell schießen die Schmerzen auch zur Vorderseite des Körpers. Vielleicht Schmerzen beim Drehen zu einer Seite oder auf beiden Seiten.

Weitere mögliche Symptome: eingeschränkte Beweglichkeit des Rückens

Häufige Ursachen: physisches Trauma; Aktivitäten, die Beugen und Drehen erfordern, und Probleme beim normalen Gehen. Auch langes Sitzen kann schädlich sein.

Schritt 1 Behandlung der Wirbelsäule

- Da die paraspinalen Muskeln bereits im Zentrum der Behandlung stehen, gibt es keine zusätzliche Wirbelsäulenbehandlung.

Schritt 2 Nervenmobilisation

- Die Nervenmobilisation »Für die Gesundheit hängen lassen« (Seite 136) durchführen oder die schwedische Gymnastik in Schritt 4 insgesamt 10-mal wiederholen.

Schritt 3 Behandlung der Triggerpunkte

- Langsam den Kopf senken und die Wirbelsäule abrollen, wie um die Zehen zu berühren. In der Nähe der Wirbelsäule werden verspannte Bereiche zu spüren sein, wenn sich mehrere Wirbelsäulensegmente gleichzeitig bewegen.
- Mit einem Rückenhaken (Seite 26) auf empfindliche Stellen in der Vertiefung direkt neben den Knochen der Wirbelsäule drücken. Nicht auf die Knochen drücken.
- Auf jede empfindliche Stelle 10 bis 90 Sekunden lang Druck ausüben.

Schritt 4 Sanfte Bewegung

- Mit gebeugten Knien auf den Boden setzen. Füße auf den Boden, die Wirbelsäule gerade. Die Hände direkt unterhalb der Knie um die Beine legen.
- Um den Muskel zu dehnen, den Rücken sanft von den Beinen wegkrümmen. In die neutrale Position zurückkehren.
- Um den Muskel zu verkürzen, den Rücken sanft in die andere Richtung krümmen, das heißt, den Bauch nach vorn und den Kopf nach hinten schieben. In die neutrale Position zurückkehren. Insgesamt 5-mal wiederholen.

Andere Muskeln, die behandelt werden sollten: die oberflächlichen paraspinalen Muskeln (Seite 114) sowie seltener der Lenden-Darmbein-Muskel (Seite 144), der Schenkelbindenspanner (Seite 140), der gerade Oberschenkelmuskel (Seite 142), der große Brustmuskel (Seite 118), der kleine Brustmuskel (Seite 120) und der vordere Sägemuskel (Seite 126)

TIPP Diese Muskeln und die kurzen Nackenmuskeln sind die besten Ausgangspunkte für die Behandlung jeglicher Triggerpunktprobleme. Sie tragen zur Beruhigung des gesamten Nervensystems bei.

GROSSER BRUSTMUSKEL

(Musculus pectoralis major)

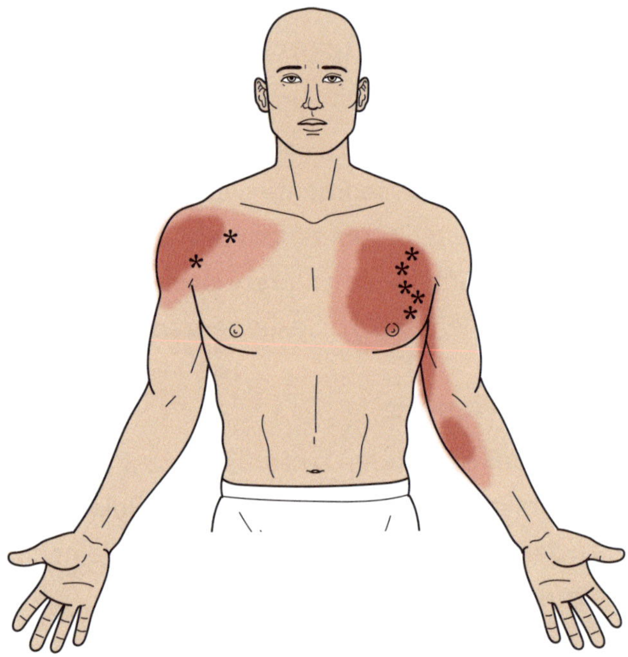

Wo es schmerzt: in der Brust oder der Schultervorderseite

Weitere mögliche Symptome: eine schlechte Haltung

Häufige Ursachen: Stress lässt die Schultern nach vorn fallen. Zu langes Sitzen mit hängenden Schultern am Computer oder beim Autofahren

Schritt 1 Behandlung der Wirbelsäule

- Mit einem Rückenhaken oder ähnlichen Hilfsmittel (Seite 26) Druck auf die paraspinalen Muskeln direkt neben den Wirbeln C7 bis Th1 im untersten Nackenbereich ausüben.

Schritt 2 Nervenmobilisation

- Die Nervenmobilisation »Für die Gesundheit hängen lassen« (Seite 136) und »Schritt im Türrahmen« (Seite 137) durchführen.

Schritt 3 Behandlung der Triggerpunkte

- Mit einem Tennisball, Triggerpunktdrücker oder einem anderen ballbasierten Tool (Seite 26 f.) auf empfindliche Stellen unterhalb des Schlüsselbeins in der Brust drücken.
- Auf jede empfindliche Stelle 10 bis 90 Sekunden lang Druck ausüben.

Schritt 4 Sanfte Bewegung

Die Anweisungen für diese Bewegung mögen anfangs kompliziert erscheinen, aber sobald Sie sie befolgen, werden Sie sie schnell verstehen.

- In einer neutralen Position stehen. Die Hände und Unterarme vor dem Körper sanft zusammendrücken. Die Ellbogen sind dabei gebeugt, die Finger zeigen nach oben und die Daumen sind auf Höhe der Nase. Das ist die Ausgangsposition.
- Um den Muskel zu dehnen, die Arme langsam in Richtung Decke heben und dabei weiterhin zusammendrücken, bis sie automatisch auseinandergehen.
- Die Arme auseinandergehen lassen und weiterhin langsam so hoch wie möglich anheben. Am höchsten Punkt die Handflächen nach vorn drehen.
- Um den Muskel zu verkürzen, langsam die Arme absenken und dabei die Ellbogen beugen, sodass sie nach unten zeigen. Die Schulterblätter sanft zusammendrücken, während die Ellbogen abgesenkt werden.
- Sobald die Ellbogen komplett abgesenkt sind, in die Ausgangsposition zurückkehren.
- Insgesamt 5-mal wiederholen.

Andere Muskeln, die behandelt werden sollten: der kleine Brustmuskel (Seite 120), der vordere Sägemuskel (Seite 126), die oberflächlichen paraspinalen Muskeln (Seite 114) und die tiefen paraspinalen Muskeln (Seite 116). Manchmal hilft es auch, den Lenden-Darmbein-Muskel (Seite 144), den Schenkelbindenspanner (Seite 140) und den geraden Oberschenkelmuskel (Seite 142) zu behandeln.

TIPP Bei Brustschmerzen müssen Sie die Ursache ärztlich abklären lassen. Führen Sie keine Triggerpunkttherapie durch, bis festgestellt wurde, dass es sich um ein myofasziales und nicht um ein Herzproblem handelt.

KLEINER BRUSTMUSKEL

(Musculus pectoralis minor)

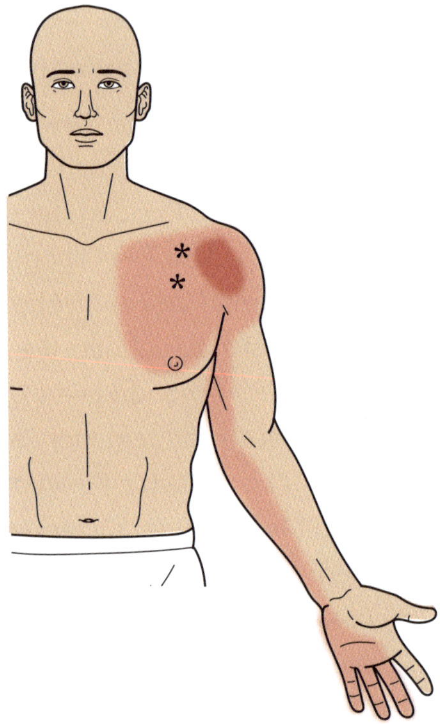

Wo es schmerzt: an der Schultervorderseite und Brust, entlang der Innenseite des Arms
Weitere mögliche Symptome: Taubheitsgefühle und Kribbeln im Arm
Häufige Ursachen: Stress! Er sorgt dafür, dass die Schultern nach vorn fallen. Vielleicht sitzen Sie auch zu viel mit hängenden Schultern vorm Computer oder fahren Auto.

Schritt 1 Behandlung der Wirbelsäule

- Mit einem Rückenhaken, manuellen Massagegerät oder Triggerpunktdrücker (Seite 26) Druck auf die paraspinalen Muskeln im unteren Nacken und direkt neben der Oberkante des Schulterblatts (in der Nähe der Wirbel C7 bis Th1) ausüben.

Schritt 2 Nervenmobilisation

- Die Nervenmobilisation »Für die Gesundheit hängen lassen« (Seite 136) und »Schritt im Türrahmen« (Seite 137) durchführen.

Schritt 3 Behandlung der Triggerpunkte

- Mit einem Tennisball, Triggerpunktdrücker oder einem anderen ballbasierten Tool (Seite 26 f.) auf empfindliche Stellen unterhalb des Schlüsselbeins in der Brust drücken. Da man den darüberliegenden großen Brustmuskel nicht zur Seite schieben kann, drückt man sanft hindurch und erreicht so den darunterliegenden kleinen Brustmuskel.

- Auf jede empfindliche Stelle 10 bis 90 Sekunden lang Druck ausüben.

Schritt 4 Sanfte Bewegung

Die Anweisungen für diese Bewegung mögen anfangs kompliziert erscheinen, aber sobald Sie sie befolgen, werden Sie sie schnell verstehen.

- In einer neutralen Position stehen. Die Hände und Unterarme vor dem Körper sanft zusammendrücken. Die Ellbogen sind dabei gebeugt, die Finger zeigen nach oben und die Daumen sind auf Höhe der Nase. Das ist die Ausgangsposition.
- Um den Muskel zu dehnen, die Arme langsam in Richtung Decke heben und dabei weiterhin zusammendrücken, bis sie automatisch auseinandergehen.
- Die Arme auseinandergehen lassen und weiterhin langsam so hoch wie möglich anheben. Am höchsten Punkt die Handflächen nach vorn drehen.
- Um den Muskel zu verkürzen, langsam die Arme absenken und dabei die Ellbogen beugen, sodass sie nach unten zeigen. Die Schulterblätter sanft zusammendrücken, während die Ellbogen abgesenkt werden.
- Sobald die Ellbogen komplett abgesenkt sind, in die Ausgangsposition zurückkehren.
- Insgesamt 5-mal wiederholen.

Andere Muskeln, die behandelt werden sollten: der große Brustmuskel (Seite 118), der vordere Sägemuskel (Seite 126) und die oberflächlichen paraspinalen Muskeln (Seite 114). Manchmal hilft es auch, den Lenden-Darmbein-Muskel (Seite 144), den Schenkelbindenspanner (Seite 140) und den geraden Oberschenkelmuskel (Seite 142) zu behandeln.

TIPP

Bei Brustschmerzen müssen Sie die Ursache ärztlich abklären lassen. Führen Sie keine Triggerpunkttherapie durch, bis festgestellt wurde, dass es sich um ein muskuläres und nicht um ein Herzproblem handelt.

NERVENMOBILISATION: Ellbogen beugen und drehen

Diese Bewegung mobilisiert den langen Brustkorbnerv, der den vorderen Sägemuskel über den oberen Rippen versorgt (Seite 126). Die Gleitbewegung beruhigt den Nerv und entspannt häufig den Muskel, wovon auch andere Muskeln profitieren, mit denen er verbunden ist.

- Im Stand die Hand auf der Behandlungsseite auf die Hüfte legen und die Außenseite des Ellbogens gegen einen Türrahmen oder eine Wand lehnen. Mit dem Fuß auf der Nichtbehandlungsseite einen Schritt nach vorn machen, sodass der Behandlungsfuß hinten und der Nichtbehandlungsfuß vorn steht.
- Beim Einatmen langsam und sanft den gesamten Rumpf vom Türrahmen wegdrehen. Gleichzeitig das Ohr zur Schulter auf der Behandlungsseite neigen. Aufhören, wenn ein leichtes Ziehen zu spüren ist.
- Beim Ausatmen langsam in die Ausgangsposition zurückkehren. Nehmen Sie sich Zeit – diese Bewegung sollte langsam durchgeführt werden.
- Insgesamt 10-mal wiederholen.

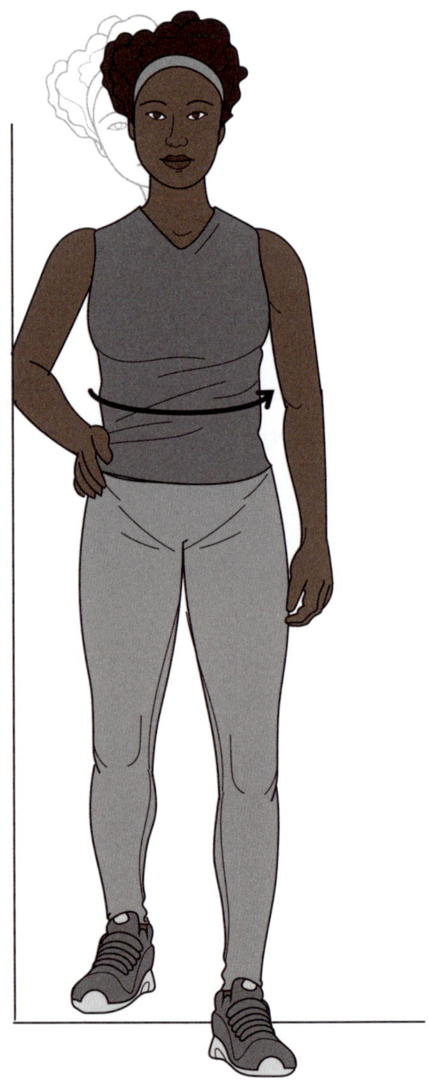

GROSSER RÜCKENMUSKEL

(Musculus latissimus dorsi)

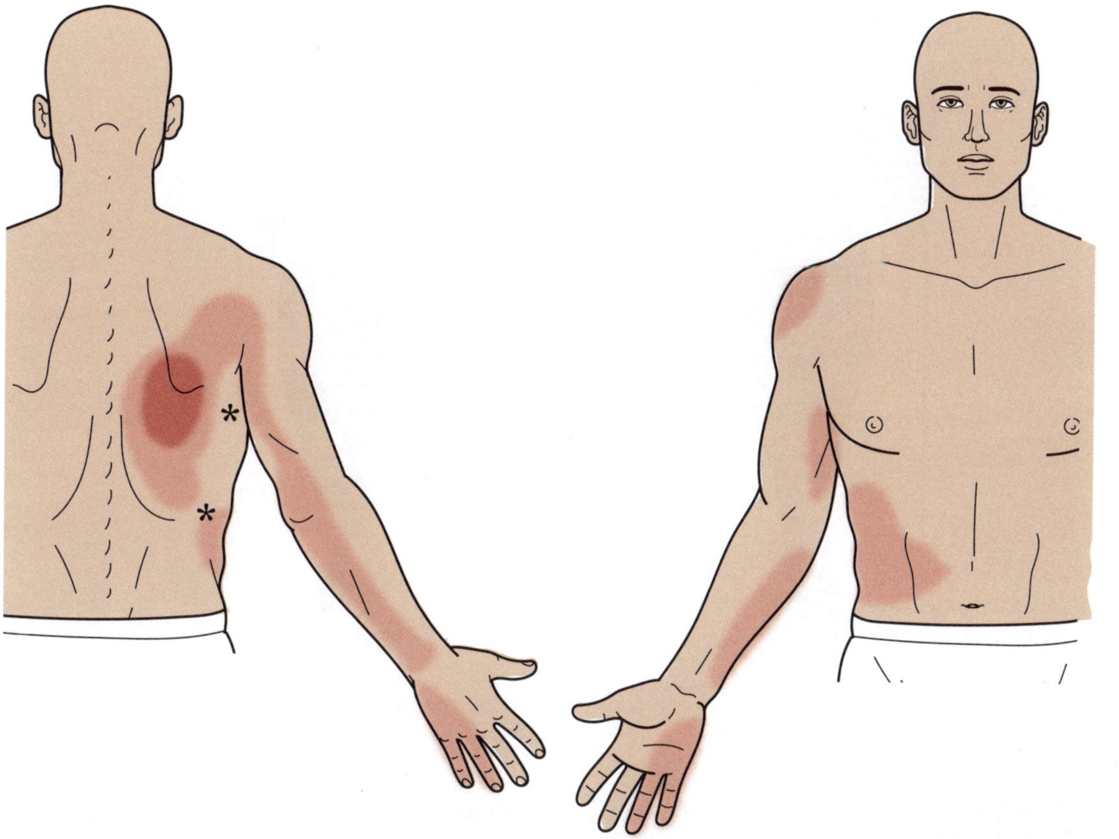

Wo es schmerzt: an der Unterkante der Schulterblätter und manchmal auf der Seite des kleinen Fingers am Arm

Weitere mögliche Symptome: Schmerzen beim Abstützen mit den Händen, um aus einem Sessel aufzustehen, oder beim Tragen eines engen BHs

Häufige Ursachen: Bewegungen wie das Werfen eines Baseballs oder Ziehen eines Seils. Ich verletzte mir den großen Rückenmuskel, als ich beim Radfahren von einem Auto angefahren wurde und den Sturz abfangen wollte.

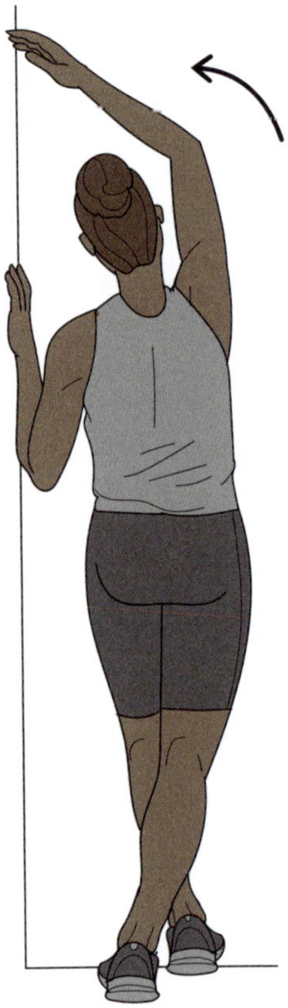

Dehnen

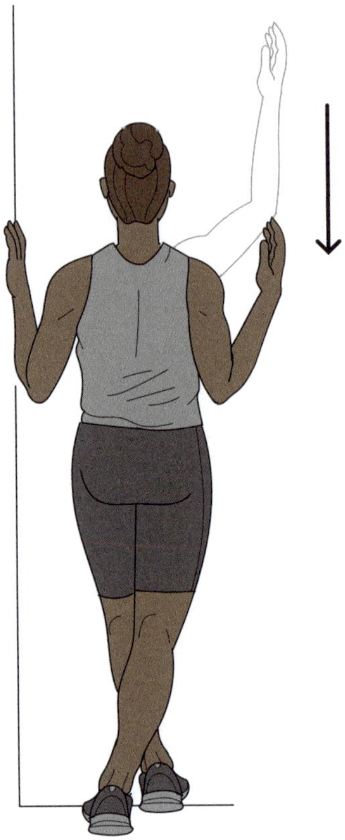

Verkürzen

Schritt 1 Behandlung der Wirbelsäule

- Mit einem Rückenhaken, manuellen Massagegerät oder Triggerpunktdrücker (Seite 26) Druck auf die paraspinalen Muskeln direkt neben den Wirbeln C6 bis Th1 im untersten Nackenbereich ausüben.

Schritt 2 Nervenmobilisation

- Die Nervenmobilisation »Ellbogen beugen und drehen« (Seite 122) durchführen, um den langen Brustkorbnerv zu mobilisieren.

Schritt 3 Behandlung der Triggerpunkte

- Den Behandlungsarm neben dem Körper hängen lassen. Dann die Hand in einem Bogen mit gestrecktem Ellbogen über den Kopf bringen, bis der Ellbogen hinter dem Ohr ist. Verspannungen, die im mittleren bis unteren Rücken zu spüren sind, bilden einen guten Ausgangspunkt, um nach Triggerpunkten zu suchen.
- Überall, wo empfindliche Stellen zu spüren sind, mit einem Tennisball oder einem anderen ballbasierten Tool (Seite 26 f.) auf die äußere Muskelfalte drücken oder sie zwischen den Fingern oder den Bällen eines manuellen Massagegeräts zusammendrücken.
- Auf jede empfindliche Stelle 10 bis 90 Sekunden lang Druck ausüben.

Schritt 4 Sanfte Bewegung

Die auf den Seiten 22 ff. beschriebene oder die folgende Bewegung durchführen (siehe Abbildung Seite 124).

- In einer neutralen Position stehen. Die Nichtbehandlungsseite des Körpers befindet sich neben einer Wand. Den Unterarm auf der Nichtbehandlungsseite gegen die Wand legen. Den Ellbogen des Behandlungsarms angewinkelt hochheben und die Handfläche zum Körper zeigen lassen. Den Fuß auf der Behandlungsseite hinter den Nichtbehandlungsfuß bringen, sodass sich die Beine überkreuzen. Beide Füße sollten flach auf dem Boden stehen. Das ist die Ausgangsposition.
- Um den Muskel zu dehnen, den Rumpf sanft von der Wand weglehnen und gleichzeitig Schultern, Kopf und Behandlungsarm/-handfläche zur Wand bringen. Die Schultern sollten weiterhin nach vorn zeigen. In die Ausgangsposition zurückkehren.
- Um den Muskel zu verkürzen, den Behandlungsarm nach unten bringen, sodass der Oberarm am Rumpf anliegt. Der Ellbogen sollte gebeugt bleiben und die Handfläche zum Körper zeigen. In die Ausgangsposition zurückkehren.
- Insgesamt 5-mal wiederholen.

Andere Muskeln, die behandelt werden sollten: der vordere Sägemuskel (Seite 126) sowie manchmal der große Brustmuskel (Seite 118), der kleine Brustmuskel (Seite 120) und die schrägen Bauchmuskeln (Seite 134)

VORDERER SÄGEMUSKEL

(Musculus serratus anterior)

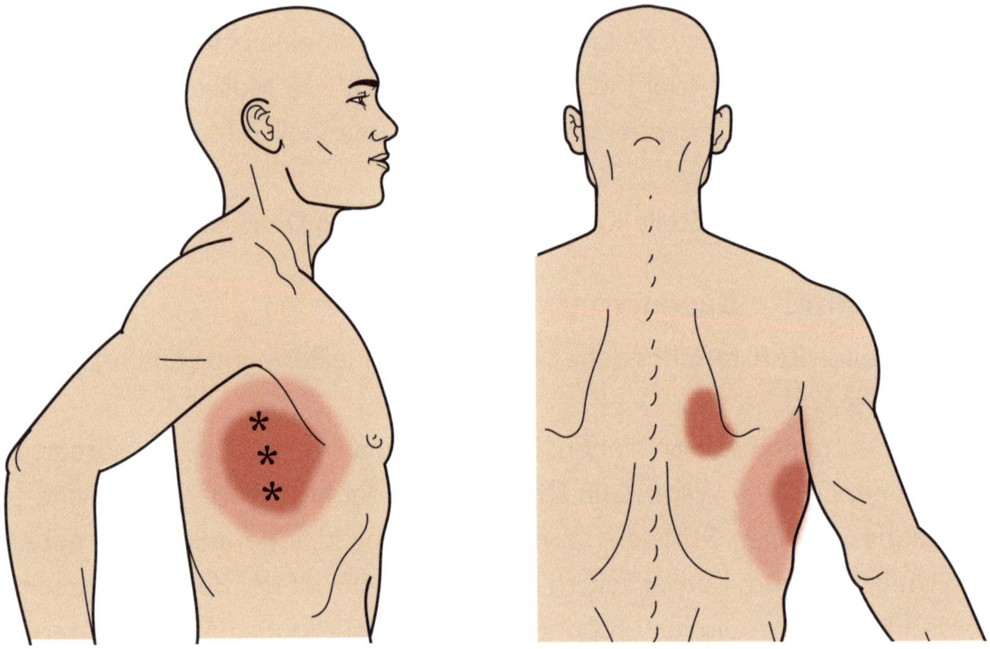

Wo es schmerzt: innen an der Unterkante des Schulterblatts, am äußeren Teil der Rippen und auf der Seite des kleinen Fingers am Arm

Weitere mögliche Symptome: Schwierigkeiten, tief Luft zu holen; Seitenstiche beim Laufen

Häufige Ursachen: viel Stress und Angst, zu viele Liegestütze, Langstreckenlaufen und sehr häufiges Husten

Schritt 1 Behandlung der Wirbelsäule

- Mit einem Rückenhaken, manuellen Massagegerät oder Triggerpunktdrücker (Seite 26) Druck auf die paraspinalen Muskeln direkt neben den Wirbeln C5 bis C7 im unteren Nacken ausüben.

Schritt 2 Nervenmobilisation

- Die Nervenmobilisation »Ellbogen beugen und drehen« (Seite 122) durchführen, um den langen Brustkorbnerv zu mobilisieren.

Schritt 3 Behandlung der Triggerpunkte

- Mit einem Tennisball, Racquetball oder einem anderen ballbasierten Tool (Seite 26 f.) auf die schmerzenden Stellen an der Seite der Rippen drücken. Dafür kann auch ein manuelles Massagegerät genutzt werden.
- Auf jede empfindliche Stelle 10 bis 90 Sekunden lang Druck ausüben.

Schritt 4 Sanfte Bewegung

Diese Bewegung ohne Pausen durchführen, da die Bewegung selbst Pausen erzeugt. Die Anweisungen mögen kompliziert erscheinen, aber sobald Sie sie befolgen, werden Sie sie schnell verstehen.

- In einer neutralen Position stehen. Die Hände und Unterarme vor dem Körper sanft zusammendrücken. Die Ellbogen sind dabei gebeugt, die Finger zeigen nach oben und die Daumen sind auf Höhe der Nase. Das ist die Ausgangsposition.
- Um den Muskel zu dehnen, die Arme langsam in Richtung Decke heben und dabei weiterhin zusammendrücken, bis sie automatisch auseinandergehen.
- Die Arme auseinandergehen lassen und weiterhin langsam so hoch wie möglich anheben. Am höchsten Punkt die Handflächen nach vorn drehen.
- Um den Muskel zu verkürzen, langsam die Arme absenken und dabei die Ellbogen beugen, sodass sie nach unten zeigen. Die Schulterblätter sanft zusammendrücken, während die Ellbogen abgesenkt werden.
- Sobald die Ellbogen komplett abgesenkt sind, in die Ausgangsposition zurückkehren.
- Insgesamt 5-mal wiederholen.

Andere Muskeln, die behandelt werden sollten: Manchmal übertragen der große Brustmuskel (Seite 118) und der kleine Brustmuskel (Seite 120) Schmerzen auf diesen Bereich.

HINTERER UNTERER UND HINTERER OBERER SÄGEMUSKEL

(Musculus serratus posterior inferior* und *Musculus serratus posterior superior)

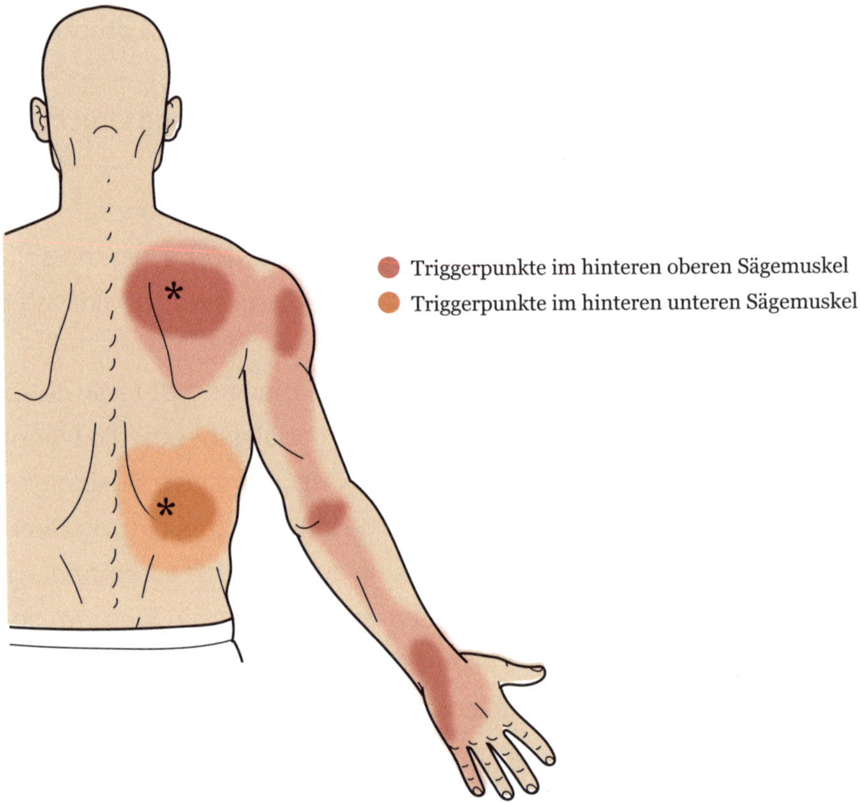

Wo es schmerzt: an den unteren Rippen, ungefähr über der Stelle, wo sich die Niere befindet, sowie über der Rückseite des Schulterblatts. Die Schmerzen fühlen sich tief an.

Weitere mögliche Symptome: Der hintere obere Sägemuskel verursacht Schwierigkeiten, tief Luft zu holen oder auf dem Schulterblatt zu liegen. Der hintere untere Sägemuskel verursacht häufig ein Ziehen beim Versuch, den Rumpf zu drehen, und Schmerzen beim Zurücklehnen.

Häufige Ursachen: Beuge- und Drehbewegungen

Schritt 1 Behandlung der Wirbelsäule

- Druck auf die oberflächlichen und tiefen paraspinalen Muskeln zwischen der Wirbelsäule und dem oberen Schulterblatt (Wirbel Th1 bis Th4) und unter dem Schulterblatt im Rippenbereich (Wirbel Th9 bis Th12) ausüben.

Schritt 2 Nervenmobilisation

- Nervenmobilisation »Für die Gesundheit hängen lassen« (Seite 136) durchführen.

Schritt 3 Behandlung der Triggerpunkte

- Um herauszufinden, wo sich die Triggerpunkte befinden, den Rumpf drehen und auf ein Ziehen in den unteren Rippen achten.
- Auf einen Stuhl setzen und die Füße flach auf den Boden stellen. Den Behandlungsarm vor die Brust ziehen, um den hinteren oberen Sägemuskel erreichen zu können, der zwischen der Wirbelsäule und dem oberen Schulterblatt liegt. Der untere liegt auf den unteren Rippen unter dem Schulterblatt und neben den paraspinalen Muskeln.
- Mit einem Tennisball, Racquetball, Rückenhaken oder einem ballbasierten Tool (Seite 26 f.) Druck ausüben. Bei diesen Muskeln sind die Stellen unglaublich empfindlich. Auf jede empfindliche Stelle 10 bis 90 Sekunden lang Druck ausüben.

Schritt 4 Sanfte Bewegung

- In den Vierfüßlerstand gehen und den Rücken gerade halten.
- Um den Muskel zu dehnen, den Rücken nach oben wölben, wobei die Handflächen auf dem Boden bleiben. In die neutrale Position zurückkehren.
- Um den Muskel zu verkürzen, den Kopf anheben und den Bauch nach unten schieben. In die neutrale Position zurückkehren. Insgesamt 5-mal wiederholen.

Andere Muskeln, die behandelt werden sollten: Manchmal hilft es, die Rautenmuskeln (Seite 68) und die Treppenmuskeln (Seite 58) zu behandeln.

TIPP Der hintere untere Sägemuskel sollte nicht behandelt werden, wenn Sie Osteoporose haben. Sprechen Sie zuerst mit Ihrem Arzt.

QUADRATISCHER LENDENMUSKEL

(Musculus quadratus lumborum)

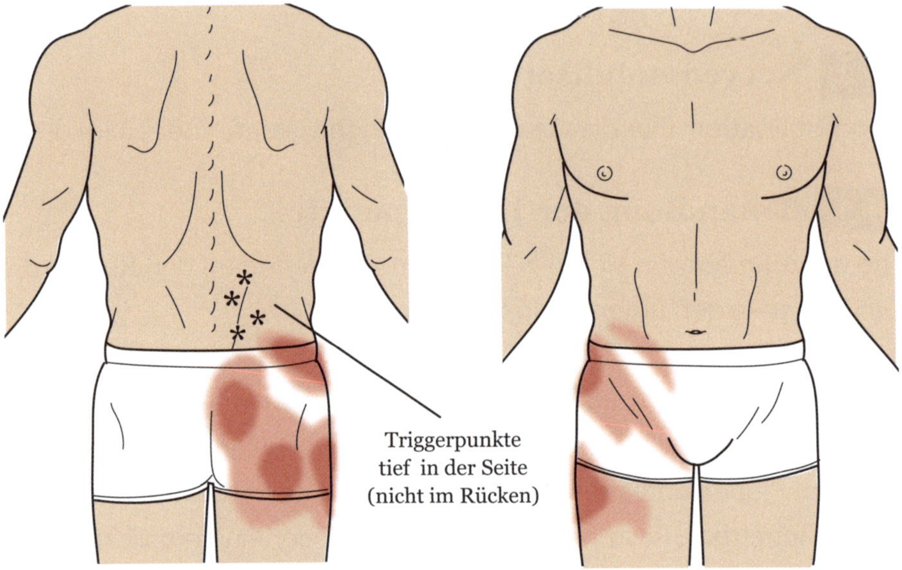

Wo es schmerzt: über der Hüfte und im Gesäß
Weitere mögliche Symptome: Schwierigkeiten beim Aufstehen. Ich kenne Menschen, die auf Händen und Knien ins Badezimmer krabbeln mussten, weil sie Probleme mit diesem Muskel hatten.
Häufige Ursachen: Autounfälle, Stürze

Schritt 1 Behandlung der Wirbelsäule

- Mit einem Rückenhaken oder ähnlichen Hilfsmittel (Seite 26) Druck auf die oberflächlichen und tiefen paraspinalen Muskeln neben den Wirbeln Th12 bis L4 im unteren Rücken ausüben.

Schritt 2 Nervenmobilisation

- Die Nervenmobilisation »Für die Gesundheit hängen lassen« (Seite 136) durchführen, um die Segmentnerven zu mobilisieren.

Schritt 3 Behandlung der Triggerpunkte

- Um die Triggerpunkte zu finden, die Finger gerade zwischen die Rippen und den Beckenkamm drücken, direkt an der Seite. Sie wird empfindlich sein.
- Für diese Triggerpunkte nutze ich nie Werkzeuge. Stattdessen auf einen Stuhl mit Armlehnen setzen und sie als Stütze für die Arme nutzen, um mit den Fingern Druck auszuüben. Nicht stärker drücken, falls mehr Druck nötig ist, sondern stattdessen zur Nichtbehandlungsseite lehnen (wird die rechte Seite behandelt, nach links lehnen).
- Auf jede empfindliche Stelle 10 bis 90 Sekunden lang Druck ausüben.

Schritt 4 Sanfte Bewegung

Um die tieferen Fasern des quadratischen Lendenmuskels zu erreichen, zusätzlich die Nervenmobilisation für die schrägen Bauchmuskeln auf Seite 135 ausprobieren.

- Neutral auf einem Stuhl sitzen. Die Finger auf dem Schoß verschränken.
- Die Handflächen nach außen zeigen lassen und mit verschränkten Fingern die Arme in Richtung Decke anheben.
- Um den Muskel zu dehnen, eine Handfläche nach oben drücken, wobei die Finger verschränkt bleiben. In die neutrale Position zurückkehren.
- Um den Muskel zu verkürzen, die andere Handfläche nach oben drücken, wobei die Finger verschränkt bleiben. In die neutrale Position zurückkehren.
- Insgesamt 5-mal wiederholen.

Andere Muskeln, die behandelt werden sollten: der Lenden-Darmbein-Muskel (Seite 144) und manchmal der Schenkelbindenspanner (Seite 140) oder der gerade Oberschenkelmuskel (Seite 142)

TIPP Es ist sehr wichtig, bei diesem Muskel nur die Finger zu benutzen. Der Einsatz eines Massagewerkzeugs kann eine Rippe brechen!

GERADER BAUCHMUSKEL

(Musculus rectus abdominis)

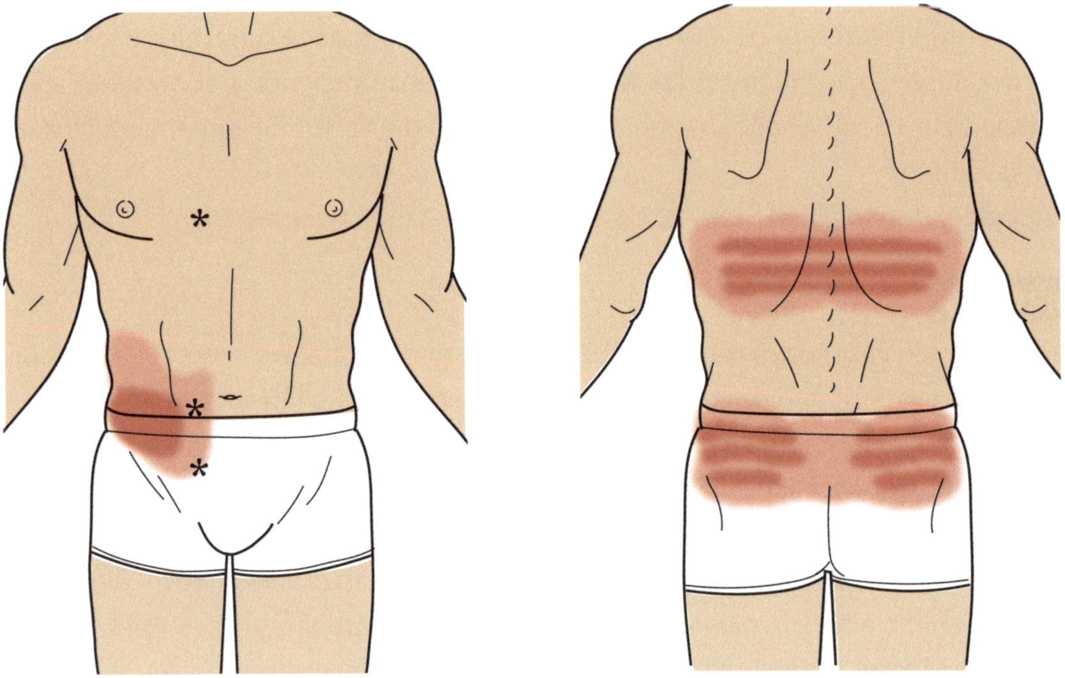

Wo es schmerzt: auf den unteren Rippen und am Rücken
Weitere mögliche Symptome: Übelkeit, Erbrechen, Sodbrennen und Krämpfe
Häufige Ursachen: Stress, innere Beschwerden (Magen- oder Zwölffingerdarmgeschwür, Bandwurm) und physisches Trauma (das umfasst nicht nur Ausrutschen oder Stürze – auch eine lebensrettende Operation kann ein Trauma sein)

Schritt 1 Behandlung der Wirbelsäule

- Mit einem Rückenhaken oder ähnlichen Hilfsmittel (Seite 26) Druck auf die paraspinalen Muskeln im Rippenbereich unterhalb des Schulterblatts (Wirbel Th7 bis Th12) ausüben.

Schritt 2 Nervenmobilisation

- In den Vierfüßlerstand gehen und den Rücken gerade halten, sodass man einem Tisch ähnelt. (Falls Sie nicht in den Vierfüßlerstand gehen können, legen Sie stattdessen die Arme auf einen Tisch.)
- Die Handflächen flach auf dem Boden stehen lassen und den Rücken sanft nach oben wölben, wie eine verängstigte Katze. In die neutrale Position zurückkehren.
- Dann das Gegenteil tun: Langsam den Bauch nach unten schieben und dabei sanft den Kopf anheben. In die neutrale Position zurückkehren.
- Insgesamt 10-mal wiederholen.

Schritt 3 Behandlung der Triggerpunkte

- In einer neutralen Position stehen. Die Hände auf die Hüften legen und leicht nach hinten lehnen. Nun sollte zu spüren sein, wo der Muskel verspannt ist.
- Mit den Fingern in einer Linie drücken, wo die Verspannung im Bauch zu spüren ist. Tief in den Bauch einzuatmen und den Atem anzuhalten, macht es leichter, die empfindlichen Stellen zu finden.
- Auf jede empfindliche Stelle 10 bis 90 Sekunden lang Druck ausüben.

Schritt 4 Sanfte Bewegung

- Die Nervenmobilisation in Schritt 2 insgesamt 5-mal durchführen.

Andere Muskeln, die behandelt werden sollten: die schrägen Bauchmuskeln (Seite 134) und manchmal der Schenkelbindenspanner (Seite 140) oder der gerade Oberschenkelmuskel (Seite 142)

TIPP

Suchen Sie bei Magenschmerzen einen Arzt auf, vor allem wenn Sie innere Beschwerden wie Durchfall, Erbrechen oder Regelschmerzen haben. Triggerpunkte können daran beteiligt sein, aber Sie haben vielleicht auch ernsthafte innere Probleme wie Geschwüre oder eine Blinddarmentzündung, die eine medizinische Behandlung erfordern.

SCHRÄGE BAUCHMUSKELN

Innerer schräger Bauchmuskel *(Musculus obliquus internus abdominis)*, äußerer schräger Bauchmuskel *(Musculus obliquus externus abdominis)*

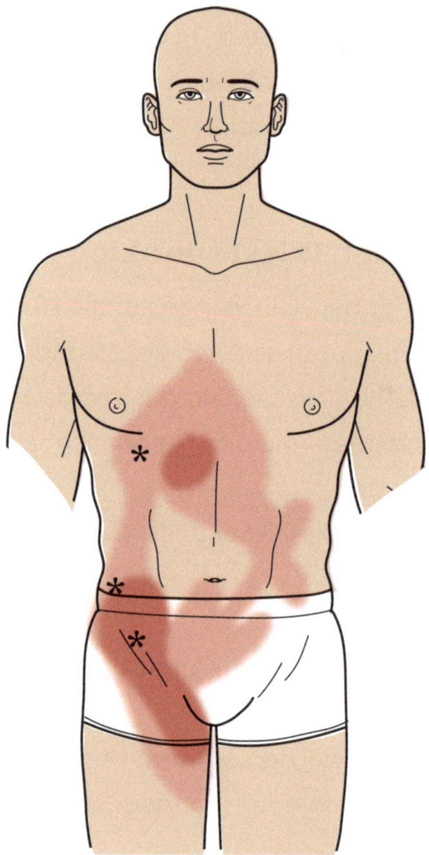

Wo es schmerzt: überall im Bauch bis hin zum Leisten- und Hodenbereich

Weitere mögliche Symptome: Sodbrennen, Aufstoßen

Häufige Ursachen: emotionaler Stress, Erkrankungen im Bauchraum wie Geschwüre oder Blinddarmentzündung, physisches Trauma

Schritt 1 Behandlung der Wirbelsäule

- Mit einem Rückenhaken oder ähnlichen Hilfsmittel (Seite 26) Druck auf die paraspinalen Muskeln im Rippenbereich unterhalb des Schulterblatts (Wirbel Th8 bis Th12) ausüben.

Schritt 2 Nervenmobilisation

- In einer neutralen Position sitzen.
- Beim Ausatmen den Rumpf langsam und sanft nach links drehen. In die neutrale Position zurückkehren.
- Beim Ausatmen den Rumpf langsam und sanft nach rechts drehen. In die neutrale Position zurückkehren.
- Insgesamt 10-mal wiederholen.

Schritt 3 Behandlung der Triggerpunkte

- Mit einem Tennisball oder Triggerpunktdrücker (Seite 26 f.) auf empfindliche Stellen auf den unteren Rippen drücken.
- Auf jede empfindliche Stelle 10 bis 90 Sekunden lang Druck ausüben.

Schritt 4 Sanfte Bewegung

- Die Nervenmobilisation in Schritt 2 insgesamt 5-mal durchführen.

Andere Muskeln, die behandelt werden sollten: der gerade Bauchmuskel (Seite 132), der Lenden-Darmbein-Muskel (Seite 144) und manchmal der Schenkelbindenspanner (Seite 140) oder der gerade Oberschenkelmuskel (Seite 142)

TIPP

Suchen Sie bei Magenschmerzen einen Arzt auf, vor allem wenn Sie innere Beschwerden wie Durchfall, Erbrechen oder Regelschmerzen haben. Triggerpunkte können daran beteiligt sein, aber Sie haben vielleicht auch ernsthafte innere Probleme wie Geschwüre oder eine Blinddarmentzündung.

NERVENMOBILISATION: Für die Gesundheit hängen lassen

Diese Bewegung mobilisiert die Segmentnerven in der Wirbelsäule, welche die paraspinalen Muskeln (Seite 114 und 116) versorgen – das sind die Muskeln neben der gesamten Wirbelsäule, die in Schritt 1 beinahe jeder Anleitung in diesem Buch massiert werden. Da die Nerven alle Muskeln über die Wirbelsäule mit dem Gehirn verbinden, profitieren nicht nur die paraspinalen Muskeln von dieser Nervenmobilisation, sondern der gesamte Körper.

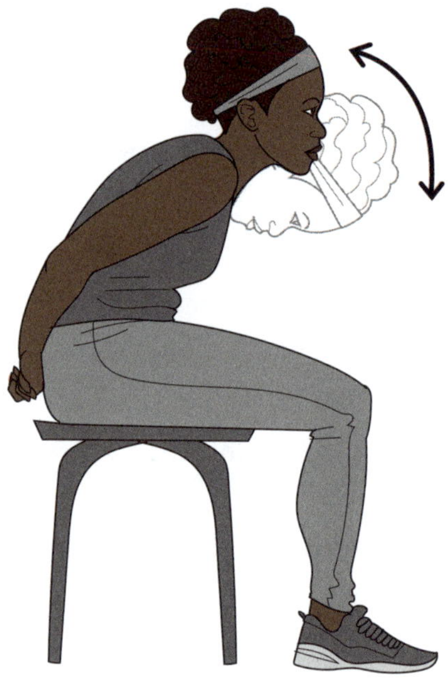

- Im Sitzen nach vorn beugen und die Schultern und den Kopf hängen lassen. Hinter dem Rücken mit einer Hand (egal welcher) sanft das andere Handgelenk umfassen.
- Weiterhin zusammengesackt sitzen, beim Einatmen sanft den Kopf nach oben anheben und den Blick zur Decke richten.
- Beim Ausatmen den Kopf sanft in die Ausgangsposition absenken. Wo ein Ziehen zu spüren ist, bewegt sich der Nerv nicht so mit den Muskeln, wie er es tun sollte.
- Insgesamt 10-mal wiederholen.

NERVENMOBILISATION: Schritt im Türrahmen

Diese Bewegung mobilisiert die Brustnerven (*Nervus pectoralis medialis* und *Nervus pectoralis lateralis*) in der Schulter, die den großen Brustmuskel (Seite 118) und den kleinen Brustmuskel (Seite 120) versorgen.

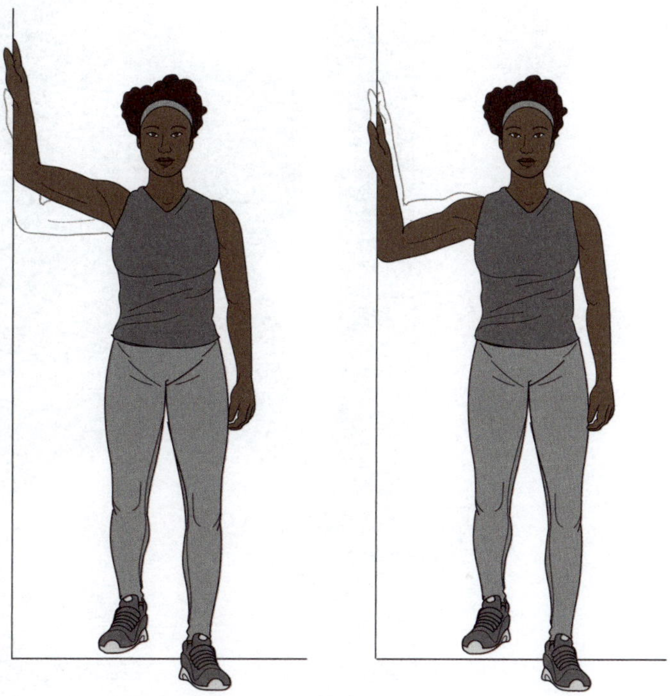

- In einen Türrahmen oder neben eine Wand stellen, wobei sich die Behandlungsseite neben dem Türrahmen oder der Wand befindet. Der Fuß auf der Behandlungsseite steht leicht hinter und der andere Fuß leicht vor dem Körper. Den Behandlungsarm anheben, den Ellbogen 90 Grad beugen und den Unterarm gegen die Wand oder den Türrahmen legen. Der Ellbogen sollte auf Schulterhöhe sein.
- Das vordere Knie beugen, bis ein leichtes Ziehen in den Brustmuskeln zu spüren ist, und gleichzeitig das Ohr sanft in Richtung der Schulter auf der Behandlungsseite bringen. Dann in die Ausgangsposition zurückkehren.
- Den Unterarm leicht an der Wand hochschieben, sodass sich der Ellbogen über der Schulter befindet, und die sanfte Bewegung wiederholen.
- Nun den Unterarm leicht an der Wand hinunterschieben, sodass sich der Ellbogen unter der Schulter befindet.
- Insgesamt 10-mal wiederholen. Auch wenn diese Mobilisation nur auf der Behandlungsseite nötig ist, ist es am besten, wenn man sie auf beiden Seiten durchführt.

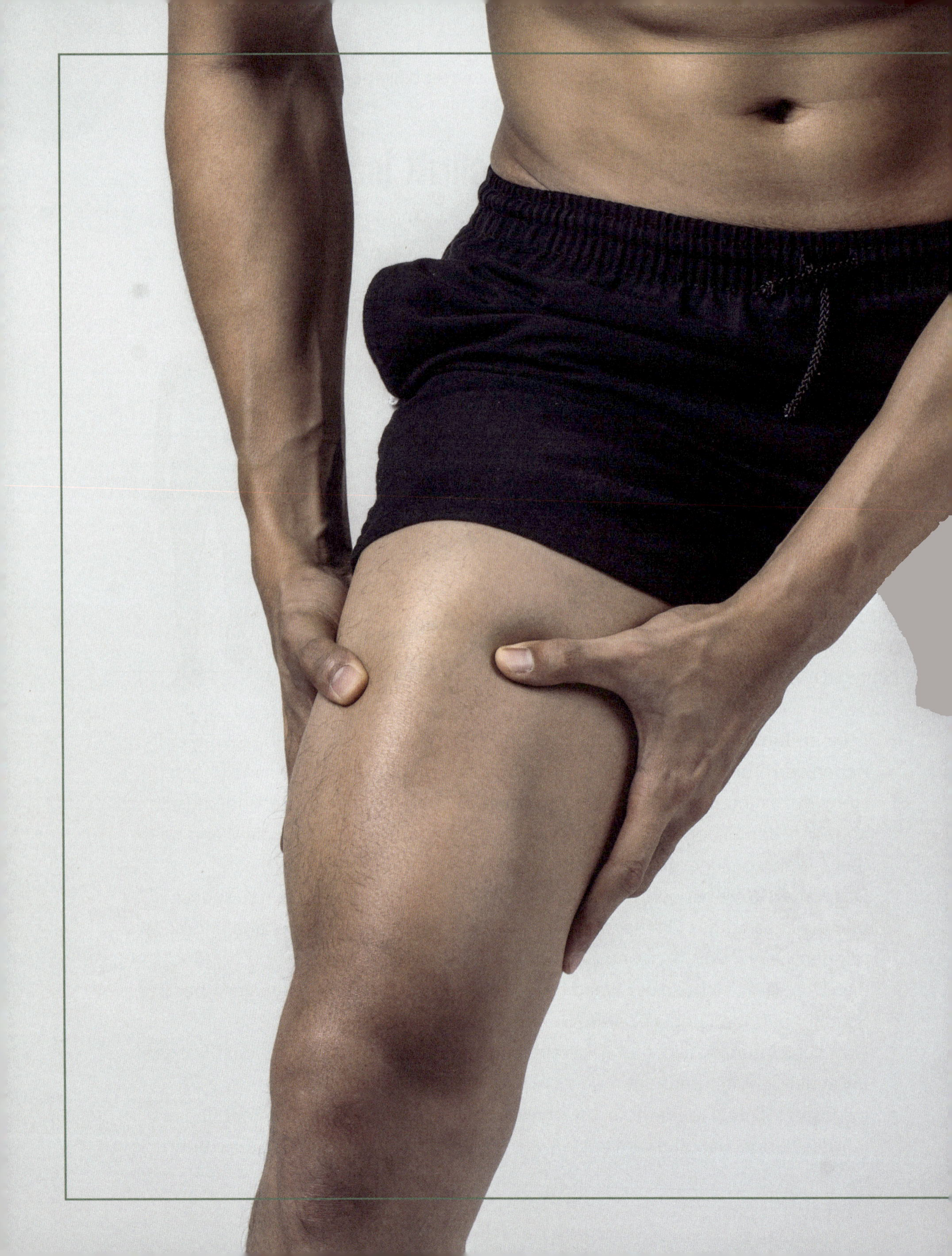

6

HÜFTE UND OBERSCHENKEL

Viele Faktoren können zu Triggerpunktschmerzen in der Hüfte und den Oberschenkeln beitragen, darunter Sportverletzungen, Stürze, das Iliosakralgelenk-Syndrom (Probleme mit den Hüftgelenken) und Erkrankungen des unteren Rückens wie Probleme mit den Bandscheiben oder Gelenken der Wirbelsäule. Selbstbehandlung ist bei vielen dieser Leiden für eine vollständige Genesung unbedingt erforderlich, und dieses Kapitel wird Ihnen zeigen, wie Sie vorgehen können.

SCHENKELBINDENSPANNER

(Musculus tensor fasciae latae)

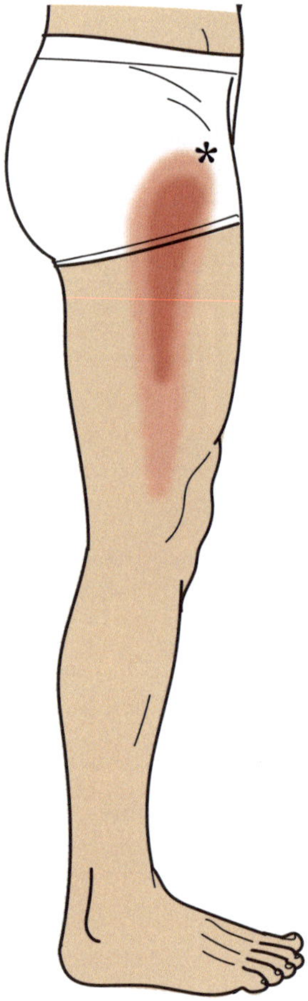

Wo es schmerzt: an der Hüfte und Oberschenkelaußenseite

Weitere mögliche Symptome: Schwierigkeiten, auf der Seite zu schlafen; Schmerzen im unteren Rücken und Taubheitsgefühle an der Oberschenkelaußenseite

Häufige Ursachen: Schlafen in der Embryonalhaltung oder Sitzen mit den Knien über Hüfthöhe, was beispielsweise große Menschen mit einem niedrigen Schreibtischstuhl oder Lehrer tun, die häufig auf Kinderstühlen sitzen. Ich behandelte einmal ein älteres Paar wegen Rückenschmerzen, die verschwanden, nachdem die beiden ein sehr niedriges Sofa ersetzt hatten.

Schritt 1 Behandlung der Wirbelsäule

- Mit einem Rückenhaken, ballbasierten Tool oder Tennisball (Seite 26 f.) Druck auf die paraspinalen Muskeln direkt neben den Wirbeln L4 bis S1 im unteren Rücken ausüben.

Schritt 2 Nervenmobilisation

- Den Oberschenkelnerv *(Nervus femoralis)* mit der Nervenmobilisation »Ferse zum Gesäß« (Seite 161) mobilisieren.

Schritt 3 Behandlung der Triggerpunkte

- Den Hüftknochen ertasten, der auf der Behandlungsseite vorn hervorspringt – es handelt sich um den vorderen oberen Darmbeinstachel *(Spina iliaca anterior superior)*. Etwa 2 bis 5 Zentimeter außen neben und direkt unter diesem Knochen sollten empfindliche Stellen zu finden sein.
- Einen Tennisball oder ein ballbasiertes Tool (Seite 26 f.) zwischen den Muskel und einen Türrahmen oder eine Wand klemmen. Die andere Seite des Körpers von der Wand wegdrehen, sodass das Gesicht nicht zur Wand zeigt.
- Auf jede empfindliche Stelle 10 bis 90 Sekunden lang Druck ausüben.

Schritt 4 Sanfte Bewegung

- In eine neutrale Position neben eine Wand stellen, sodass sie als Stütze genutzt werden kann.
- Um den Muskel zu dehnen, den Rumpf sanft von der Behandlungsseite wegdrehen. Die Beine bewegen sich dabei nicht. In die neutrale Position zurückkehren.
- Um den Muskel zu verkürzen, den Rumpf sanft zur Behandlungsseite drehen. Die Beine bewegen sich dabei nicht. In die neutrale Position zurückkehren.
- Insgesamt 5-mal wiederholen.

Andere Muskeln, die behandelt werden sollten: Manchmal übertragen der Lenden-Darmbein-Muskel (Seite 144) oder der gerade Oberschenkelmuskel (Seite 142) Schmerzen auf diesen Bereich.

GERADER OBERSCHENKELMUSKEL

(Musculus rectus femoris)

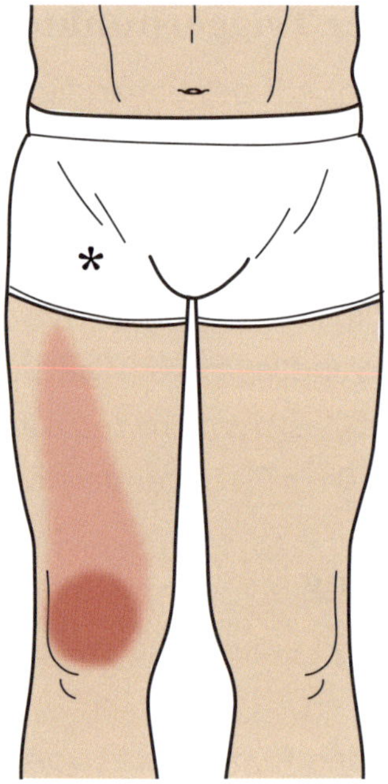

Wo es schmerzt: an der Knievorderseite

Weitere mögliche Symptome: Schmerzen im unteren Rücken, Kraftlosigkeit beim Treppenhinuntersteigen

Häufige Ursachen: Stürze, Skiunfälle

Schritt 1 Behandlung der Wirbelsäule

- Mit einem Rückenhaken oder ähnlichen Werkzeug (Seite 26) Druck auf die paraspinalen Muskeln direkt neben den Wirbeln L2 bis L4 im unteren Rücken ausüben.

Schritt 2 Nervenmobilisation

- Die Nervenmobilisation »Ferse zum Gesäß« (Seite 161) durchführen, um den Oberschenkelnerv zu mobilisieren.

Schritt 3 Behandlung der Triggerpunkte

- Im Stand sanft die Ferse zum Gesäß ziehen, um den verspannten Bereich zu spüren.
- Den Hüftknochen ertasten, der auf der Behandlungsseite vorn hervorspringt – es handelt sich um den vorderen oberen Darmbeinstachel. Etwa 2 bis 5 Zentimeter unter diesem Knochen in der Mitte des Oberschenkels sollten empfindliche Stellen zu finden sein.
- Mit einem Tennisball oder einem anderen ballbasierten Tool (Seite 26 f.) auf jede empfindliche Stelle 10 bis 90 Sekunden lang Druck ausüben.

Schritt 4 Sanfte Bewegung

Die Bewegung von Schritt 4 auf Seite 151 für den großen Gesäßmuskel ausprobieren oder die unten abgebildete Bewegung durchführen.

- Aufs Bett legen, sodass das Behandlungsbein an der Kante liegt.
- Um den Muskel zu dehnen, das Behandlungsbein sanft über die Bettkante hängen lassen. In die neutrale Position zurückkehren.
- Um den Muskel zu verkürzen, das Knie des Behandlungsbeins anziehen und mit den Händen sanft in Richtung der gegenüberliegenden Schulter ziehen. In die neutrale Position zurückkehren. Insgesamt 5-mal wiederholen.

Andere Muskeln, die behandelt werden sollten: Manchmal hilft es, den Schenkelbindenspanner (Seite 140), die breiten Oberschenkelmuskeln (Seite 146) oder den Lenden-Darmbein-Muskel (Seite 144) zu behandeln.

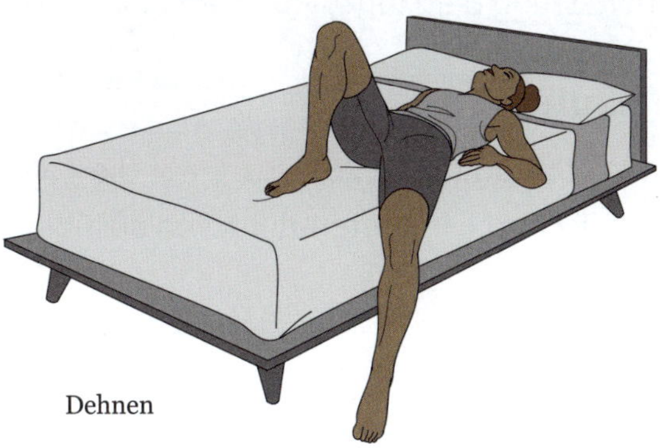

Dehnen

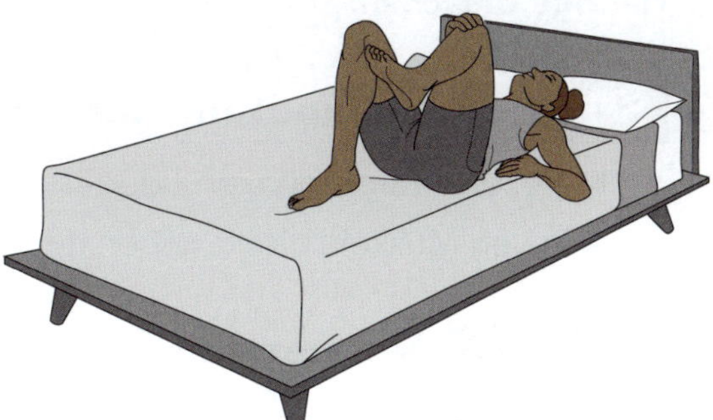

Verkürzen

LENDEN-DARMBEIN-MUSKEL

(Musculus iliopsoas)

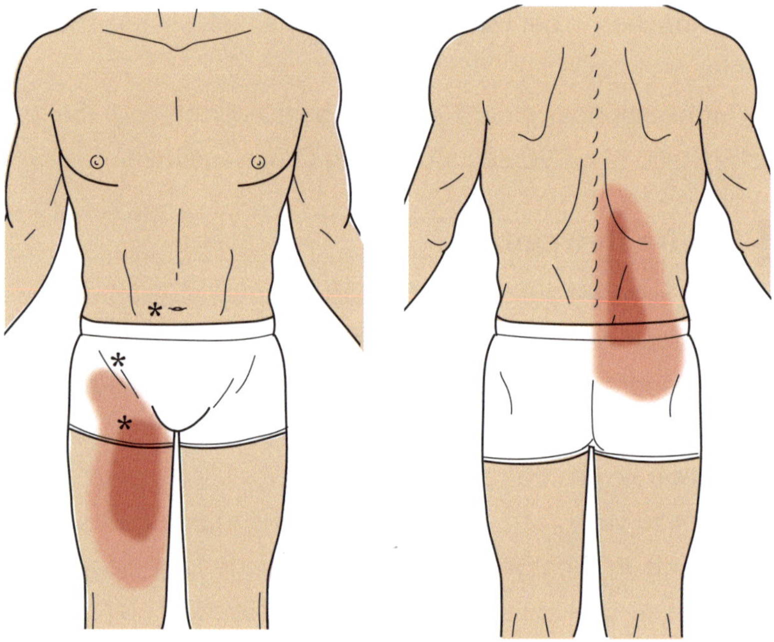

Wo es schmerzt: im unteren Bereich der Wirbelsäule oder in der oberen Oberschenkelvorderseite
Weitere mögliche Symptome: Kribbeln an der Oberschenkelaußenseite; Schwierigkeiten, von einem Stuhl aufzustehen; Unfähigkeit, im Stand das Hüftgelenk zu strecken
Häufige Ursachen: Stress oder physische Überlastung der Hüfte, vor allem beim Sport

Schritt 1 Behandlung der Wirbelsäule

- Mit einem Rückenhaken oder ähnlichen Werkzeug (Seite 26) Druck auf die paraspinalen Muskeln direkt neben den Wirbeln L2 bis L4 im unteren Rücken ausüben.

Schritt 2 Nervenmobilisation

- Den Oberschenkelnerv mit der Nervenmobilisation »Ferse zum Gesäß« (Seite 161) mobilisieren.

Schritt 3 Behandlung der Triggerpunkte

- Um herauszufinden, wo die Triggerpunkte sind, auf ein Bett setzen und das Behandlungsbein über die Seite des Betts hängen lassen. Das gegenüberliegende Knie zur Brust ziehen. Falls das Behandlungsbein an der Bettkante bleibt, sollte es in Ordnung sein. Befindet es sich in der Luft, ist der Muskel zu verspannt.
- Nachdem die empfindlichen Stellen gefunden wurden, in einen Türrahmen stellen und einen mittelgroßen Ball zwischen den Bauchnabel und den Knochenvorsprung vorn an der Hüfte auf der Behandlungsseite legen. Der Ball sollte größer als ein Tennisball, aber kleiner als ein Volleyball sein.
- Mit dem Nichtbehandlungsfuß einen Schritt durch den Türrahmen machen, wie bei einem sanften Ausfallschritt als Dehnübung. Der Ball sollte zwischen Körper und Türrahmen klemmen und Druck auf empfindliche Stellen ausüben.
- Auf jede empfindliche Stelle 10 bis 90 Sekunden lang Druck ausüben.

Schritt 4 Sanfte Bewegung

- Für den Lendenteil (inneren Teil) des Muskels eine Fechterstellung einnehmen, wobei das Behandlungsbein hinten und das andere vorn steht. Für den Darmbeinteil (äußeren Teil) des Muskels dieselbe Position einnehmen, aber das hintere Bein drehen, sodass der Fuß nach innen zeigt (falls nötig, halten Sie sich dabei fest).
- Um den Muskel zu dehnen, das vordere Bein sanft beugen und die Vorderseite des Beckens in Richtung Himmel neigen, bis ein leichtes Ziehen zu spüren ist. In die neutrale Position zurückkehren.
- Um den Muskel zu verkürzen, den Rumpf aus dem Hüftgelenk sanft nach vorn beugen.
- In die neutrale Position zurückkehren.

Andere Muskeln, die behandelt werden sollten: der Schenkelbindenspanner (Seite 140), der gerade Oberschenkelmuskel (Seite 142) und manchmal der quadratische Lendenmuskel (Seite 130)

TIPP Dieser Muskel ist hartnäckig. Ich empfehle auch eine der Atemübungen auf Seite 29 f.

BREITE OBERSCHENKELMUSKELN

Innerer breiter Oberschenkelmuskel *(Musculus vastus medialis)*, äußerer breiter Oberschenkelmuskel *(Musculus vastus lateralis)*, mittlerer breiter Oberschenkelmuskel *(Musculus vastus intermedius)*

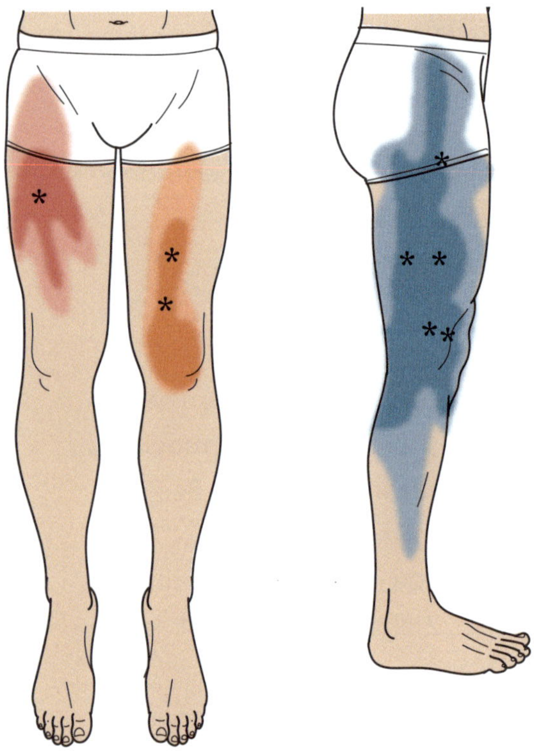

- Triggerpunkte im mittleren breiten Oberschenkelmuskel
- Triggerpunkte im inneren breiten Oberschenkelmuskel
- Triggerpunkte im äußeren breiten Oberschenkelmuskel

Wo es schmerzt: sowohl an der Innenseite als auch an der Außenseite des Knies und Oberschenkels

Weitere mögliche Symptome: Nachgeben der Knie (durch Triggerpunkte an der Innenseite des Knies) oder Blockieren der Knie (durch Triggerpunkte an der Außenseite)

Häufige Ursachen: durch Tackling zu Boden gebracht werden (zum Beispiel beim Football), Stürze, Tritte gegen das Knie

Schritt 1 Behandlung der Wirbelsäule

- Mit einem Rückenhaken oder ähnlichen Werkzeug (Seite 26) Druck auf die paraspinalen Muskeln direkt neben den Wirbeln L2 bis L4 im unteren Rücken ausüben.

Schritt 2 Nervenmobilisation

- Den Oberschenkelnerv mit der Nervenmobilisation »Ferse zum Gesäß« (Seite 161) mobilisieren.

Schritt 3 Behandlung der Triggerpunkte

- Auf den Rücken legen und die Ferse zum Gesäß bringen. Wenn diese Muskeln gesund sind, sollte die Ferse das Gesäß berühren können. Falls es nicht möglich ist, darauf achten, wo Verspannungen zu spüren sind.
- Im verspannten Bereich nach Triggerpunkten suchen. Sie sollten sich an der Innenseite der Knievorderseite und der Außenseite des gesamten Oberschenkels befinden.
- Ich verwende gern eine Massagerolle oder ein manuelles Massagegerät (Seite 26 f.), um hier Druck auszuüben, aber man kann auch den Ellbogen (für die Innenseite des Knies) nutzen oder sich auf die Seite auf einen Tennisball legen (für die Außenseite des Oberschenkels).
- Auf jede empfindliche Stelle 10 bis 90 Sekunden lang Druck ausüben.

Schritt 4 Sanfte Bewegung

Auf Seite 143 sehen Sie den Ablauf der folgenden Bewegung für den geraden Oberschenkelmuskel.

- Aufs Bett legen, sodass das Behandlungsbein an der Kante liegt.
- Um den Muskel zu dehnen, das Behandlungsbein sanft über die Bettkante hängen lassen. In die neutrale Position zurückkehren.
- Um den Muskel zu verkürzen, das Knie des Behandlungsbeins beugen und mit den Händen sanft in Richtung der gegenüberliegenden Schulter ziehen. In die neutrale Position zurückkehren. Insgesamt 5-mal wiederholen.

Andere Muskeln, die behandelt werden sollten: Manchmal hilft es, den geraden Oberschenkelmuskel (Seite 142) oder den äußeren rückseitigen Oberschenkelmuskel (Seite 158) zu behandeln.

TIPP

Wenn einer Ihrer Oberschenkel dünner ist als der andere, haben Sie vielleicht Probleme, die nichts mit Triggerpunkten zu tun haben. Suchen Sie in dem Fall einen Orthopäden auf. (Messen Sie den Umfang mit einem Maßband 10 und 15 Zentimeter über der Mitte der Kniescheibe und vergleichen Sie die Seiten.)

MITTLERER GESÄSSMUSKEL UND KLEINER GESÄSSMUSKEL

(Musculus glutaeus medius und *Musculus glutaeus minimus)*

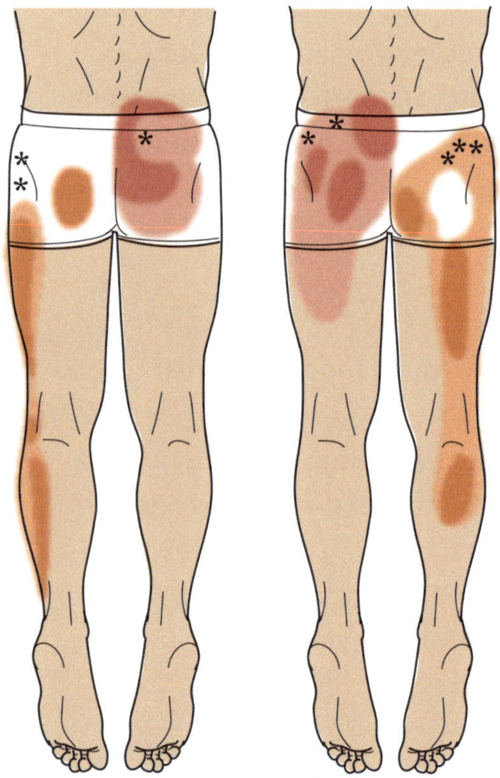

- Triggerpunkte im mittleren Gesäßmuskel
- Triggerpunkte im kleinen Gesäßmuskel

Wo es schmerzt: im Gesäß und an der Rückseite oder Seite des Beins

Weitere mögliche Symptome: eventuell Unfähigkeit, die Innenseite des Fußes auf den Boden zu drehen, wenn man mit nach vorn gestreckten Beinen auf dem Boden sitzt. Vielleicht nach außen gedrehte Füße, wie die einer Ente, oder Schwierigkeiten, auf der Seite zu schlafen, weil man sich vor Schmerzen hin und her wälzt.

Häufige Ursachen: Stürze, Sportverletzungen, Nervenreizung und Iliosakralgelenk-Syndrom (Probleme mit den Hüftgelenken)

Schritt 1 Behandlung der Wirbelsäule

- Mit einem Rückenhaken oder ähnlichen Werkzeug (Seite 26) Druck auf die paraspinalen Muskeln direkt neben den Wirbeln L4 bis S1 im unteren Rücken ausüben.

Schritt 2 Nervenmobilisation

- Die Nervenmobilisation »Vorlehnen und hochschauen« (Seite 162) durchführen, um den Ischiasnerv *(Nervus ischiadicus)* zu mobilisieren.

Schritt 3 Behandlung der Triggerpunkte

- Auf den Rücken auf den Boden legen. Das Behandlungsbein ist gestreckt und das andere Knie gebeugt. Einen Tennisball oder ein ballbasiertes Tool (Seite 26 f.) unter den Knochen im oberen Bereich des Gesäßes/Beckens legen, zwischen Steißbein und Hüftknochen.
- Den Ball bewegen, um empfindliche Stellen zu finden. Auf jede empfindliche Stelle 10 bis 90 Sekunden lang Druck ausüben.
- Falls mehr Druck nötig ist, den anderen Fuß nach unten drücken. Alternativ auf die Seite legen und zwischen dem Hüftknochen und dem Knochen unterhalb der Taille drücken. Dieser Bereich wirkt sich stärker auf die Außenseite des Beins aus.

Schritt 4 Sanfte Bewegung

- In den Vierfüßlerstand gehen. Die Hände sind schulterbreit und die Knie hüftbreit auseinander. Der Blick ist zum Boden gerichtet.
- Um den Muskel zu dehnen, das Behandlungsbein strecken und leicht nach außen führen, wobei der Zeh noch den Boden berührt. Anschließend in die neutrale Position zurückkehren.
- Um den Muskel zu verkürzen, das Behandlungsbein strecken und leicht über das Nichtbehandlungsbein kreuzen, wobei der Zeh den Boden berührt. In die neutrale Position zurückkehren.
- Insgesamt 5-mal wiederholen.

Andere Muskeln, die behandelt werden sollten: Manchmal überträgt der quadratische Lendenmuskel (Seite 130) Schmerzen auf diesen Bereich.

TIPP Wenn Sie Taubheit oder ein Kribbeln spüren, haben Sie den Ball auf einen Nerv gerollt. Verschieben Sie den Ball leicht und versuchen Sie es erneut.

GROSSER GESÄSSMUSKEL

(Musculus glutaeus maximus)

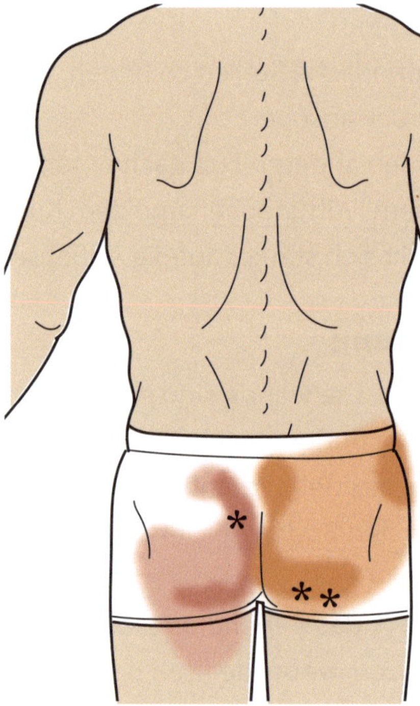

Wo es schmerzt: im Gesäß

Weitere mögliche Symptome: eingeschränkte Fähigkeit, in Rückenlage das Knie zur gegenüberliegenden Schulter zu bringen. In sehr schlimmen Fällen Schwierigkeiten, sich nach vorn zu beugen, um die Schnürsenkel zu binden, oder das Behandlungsbein über das andere zu schlagen. Manchmal verursachen diese Triggerpunkte mit den rückseitigen Oberschenkelmuskeln zusammen einen flachen Rücken.

Häufige Ursachen: Stürze aufs Gesäß

Schritt 1 Behandlung der Wirbelsäule

- Mit einem Rückenhaken oder ähnlichen Werkzeug (Seite 26) sanft Druck auf die tiefen paraspinalen Muskeln direkt neben den Wirbeln L5 bis S2 im unteren Rücken ausüben.

Schritt 2 Nervenmobilisation

- Die Nervenmobilisation »Im Sitzen die Zehen strecken« (Seite 163) durchführen.

Schritt 3 Behandlung der Triggerpunkte

- Auf empfindliche Stellen auf der Behandlungsseite Druck ausüben, die direkt über den Knochen liegen, auf denen man sitzt (auch als »Sitzbeinhöcker« oder »Sitzknochen« bekannt). Dazu gegen eine Wand lehnen oder auf den Rücken legen und einen Tennisball oder ein ballbasiertes Tool (Seite 26 f.) verwenden.
- Auf jede empfindliche Stelle 10 bis 90 Sekunden lang Druck ausüben.

Schritt 4 Sanfte Bewegung

Diese oder die Bewegung in Schritt 4 auf Seite 145 für den Lenden-Darmbein-Muskel ausführen.

- Auf einem flachen Untergrund auf die Nichtbehandlungsseite legen.
- Um den Muskel zu dehnen, das Behandlungsknie sanft zur Brust bringen. In die neutrale Position zurückkehren.
- Um den Muskel zu verkürzen, das Behandlungsbein sanft gerade nach hinten strecken. In die neutrale Position zurückkehren.
- Insgesamt 5-mal wiederholen.

Andere Muskeln, die behandelt werden sollten: der quadratische Lendenmuskel (Seite 130) und manchmal der Lenden-Darmbein-Muskel (Seite 144) oder der Schenkelbindenspanner (Seite 140)

TIPP Wenn Sie Taubheit oder ein Kribbeln im Bein spüren, drücken Sie den Ball wahrscheinlich auf einen Nerv. Verschieben Sie den Ball leicht und versuchen Sie es erneut.

BIRNENFÖRMIGER MUSKEL

(Musculus piriformis)

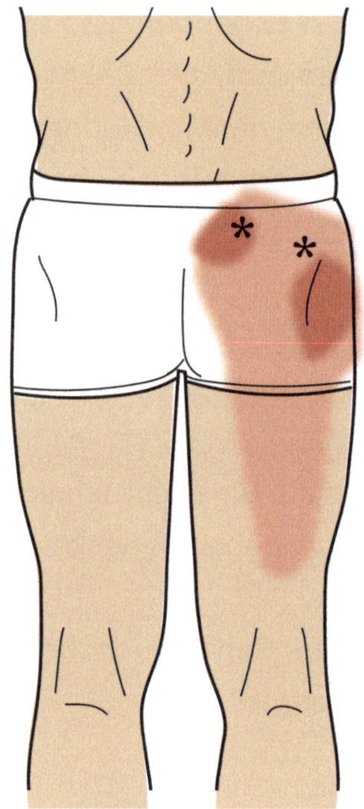

Wo es schmerzt: im Gesäß, über der Hüfte und an der Oberschenkelrückseite
Weitere mögliche Symptome: Taubheitsgefühle und Kribbeln im Bein sowie Schmerzen beim Tritt aufs Gaspedal, Sex oder Schlafen in Seitlage. Die Verspannungen verhindern häufig, dass man die Innenseite des Fußes auf den Boden drehen kann, wenn man mit nach vorn gestreckten Beinen auf dem Boden sitzt.
Häufige Ursachen: Autounfälle, Stürze, ständiges Verkürzen des Muskels beim Autofahren

Schritt 1 Behandlung der Wirbelsäule

- Mit einem Rückenhaken oder ähnlichen Werkzeug (Seite 26) Druck auf die tiefen paraspinalen Muskeln direkt neben den Wirbeln S1 bis S2 im tiefen unteren Rückenbereich ausüben.

Schritt 2 Nervenmobilisation

- Die Nervenmobilisation »Vorlehnen und hochschauen « (Seite 162) oder »Im Sitzen die Zehen strecken« (Seite 163) durchführen – was für Sie besser funktioniert.

Schritt 3 Behandlung der Triggerpunkte

- Gegen eine Wand lehnen oder flach auf den Boden legen und einen Tennisball oder ein ballbasiertes Tool (Seite 26 f.) zwischen dem Körper und der Fläche platzieren. Damit auf empfindliche Stellen Druck ausüben, die direkt über und ein bisschen innen neben dem oberen Bereich des Hüftknochens (an der Seite oder im Rücken) liegen.
- Auf jede empfindliche Stelle 10 bis 90 Sekunden lang Druck ausüben.

Schritt 4 Sanfte Bewegung

- In einer neutralen Position auf einer Stuhlkante sitzen.
- Um den Muskel zu dehnen, das Bein auf der Behandlungsseite über das andere Bein schlagen. In die neutrale Position zurückkehren.
- Um den Muskel zu verkürzen, das Knie sanft nach außen bringen und dabei den Fuß über den Boden gleiten lassen. In die neutrale Position zurückkehren.
- Insgesamt 5-mal wiederholen.

Andere Muskeln, die behandelt werden sollten: der große Gesäßmuskel (Seite 150), der mittlere und kleine Gesäßmuskel (Seite 148) oder der quadratische Lendenmuskel (Seite 130)

TIPP Wenn Sie bei der Behandlung dieses Muskels Taubheit oder ein Kribbeln spüren, suchen Sie einen Experten auf.

GROSSER ADDUKTOR

(Musculus adductor magnus)

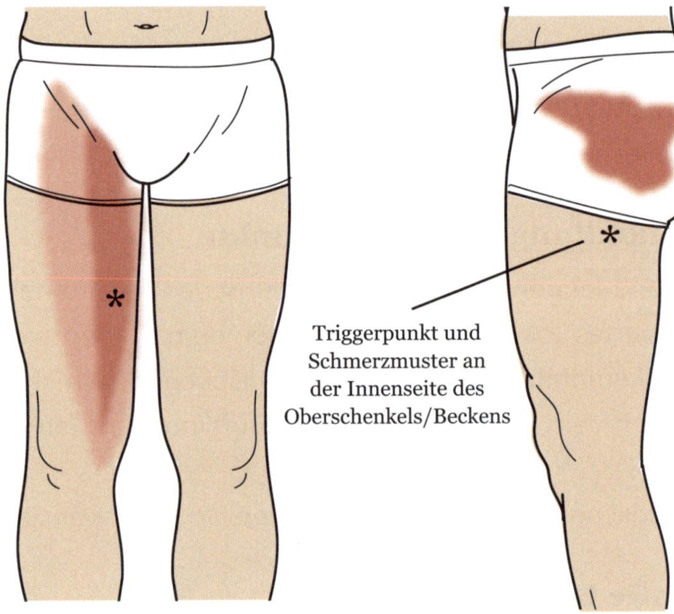

Wo es schmerzt: an der Innenseite des Oberschenkels, manchmal im Becken
Weitere mögliche Symptome: Unfähigkeit, die Zehen zu berühren; rückseitige Oberschenkelmuskulatur scheint nie locker zu werden. Häufig ist Sex nicht möglich, wenn die Beine nicht weit genug auseinandergebracht werden können.
Häufige Ursachen: Stress – man rollt sich instinktiv zu einer Kugel zusammen, um sich zu schützen. Dieser Muskel wird selten in seinem vollen Bewegungsumfang genutzt, sodass er sich verkürzt und daran anpasst, was er gewöhnlich zu tun hat.

Schritt 1 Behandlung der Wirbelsäule

- Mit einem Rückenhaken oder ähnlichen Werkzeug (Seite 26) Druck auf die paraspinalen Muskeln direkt neben den Wirbeln L4 bis S1 im unteren Rücken ausüben.

Schritt 2 Nervenmobilisation

- Um den Hüftlochnerv *(Nervus obturatorius)* zu mobilisieren, mit gebeugten Knien in einer neutralen Position auf einer Stuhlkante sitzen.
- Beim Ausatmen langsam das Behandlungsknie anheben und nach außen zur Behandlungsseite bringen. Gleichzeitig langsam nach oben blicken und den Rumpf zur Nichtbehandlungsseite drehen. In die neutrale Position zurückkehren.
- Insgesamt 10-mal wiederholen.

Schritt 3 Behandlung der Triggerpunkte

- Um die Triggerpunkte zu finden, mit den Füßen auf dem Boden auf einer Stuhlkante sitzen. Die Hand aufs Behandlungsknie legen und sanft davon wegdrehen. Beim Wegdrehen sollte zu spüren sein, wo die Verspannungen liegen.
- Auf die Nichtbehandlungsseite legen. Einen Tennisball oder ein ballbasiertes Tool (Seite 26 f.) auf einen niedrigen Hocker oder Bücherstapel legen, sodass er sich auf Höhe des zu behandelnden Oberschenkels befindet. Den Ball vor den Triggerpunkt bringen.
- Den Oberschenkel nach vorn führen und auf den Ball legen. Das Gewicht des Oberschenkels erzeugt ausreichenden Druck. (Keinen Druck direkt auf einen Puls ausüben.)
- Auf jede empfindliche Stelle 10 bis 90 Sekunden lang Druck ausüben.

Schritt 4 Sanfte Bewegung

- In einer neutralen Position auf einer Stuhlkante sitzen.
- Beim Ausatmen das Behandlungsknie langsam anheben und nach außen zur Behandlungsseite bringen. In die neutrale Position zurückkehren.
- Beim Ausatmen das Behandlungsknie langsam strecken und den Fuß auf die Nichtbehandlungsseite führen. In die neutrale Position zurückkehren.
- Insgesamt 5-mal wiederholen.

Andere Muskeln, die behandelt werden sollten: der lange Adduktor (Seite 156)

LANGER ADDUKTOR

(*Musculus adductor longus*)

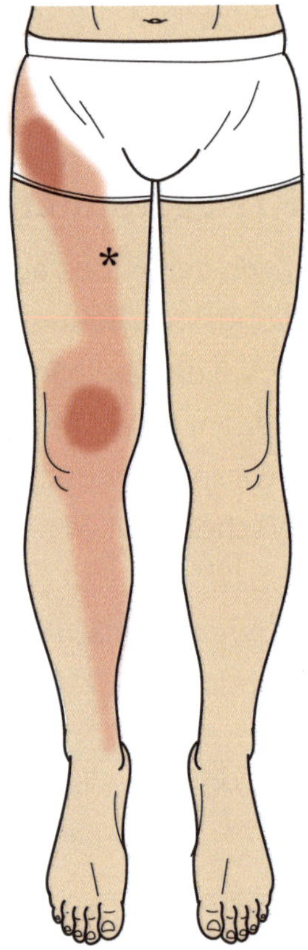

Wo es schmerzt: an der Innenseite des Oberschenkels, des Unterschenkels und der Leiste
Weitere mögliche Symptome: Schwierigkeiten bei Aktivitäten, bei denen die Knie nach außen gebracht werden müssen, wie beim Reiten oder Im-Schneidersitz-Sitzen
Häufige Ursachen: physisches Trauma wie ein Sturz auf dem Eis; langes Sitzen, vor allem mit übereinandergeschlagenen Beinen

Schritt 1 Behandlung der Wirbelsäule

- Mit einem Rückenhaken oder ähnlichen Werkzeug (Seite 26) Druck auf die paraspinalen Muskeln direkt neben den Wirbeln L2 bis L4 im unteren Rücken ausüben.

Schritt 2 Nervenmobilisation

- Um den Hüftlochnerv zu mobilisieren, mit gebeugten Knien in einer neutralen Position auf einer Stuhlkante sitzen.
- Beim Ausatmen langsam das Behandlungsknie anheben und nach außen zur Behandlungsseite bringen. Gleichzeitig langsam nach oben blicken und den Rumpf zur Nichtbehandlungsseite drehen. In die neutrale Position zurückkehren.
- Insgesamt 10-mal wiederholen.

Schritt 3 Behandlung der Triggerpunkte

- Auf die Nichtbehandlungsseite legen. Einen Tennisball oder ein ballbasiertes Tool (Seite 26 f.) auf einen niedrigen Hocker oder Bücherstapel legen, sodass er sich auf Höhe des zu behandelnden Oberschenkels befindet. Den Ball vor den Triggerpunkt bringen.
- Den Oberschenkel nach vorn führen und auf den Ball legen. Das Gewicht des Oberschenkels erzeugt ausreichenden Druck.
- Auf jede empfindliche Stelle 10 bis 90 Sekunden lang Druck ausüben.

Schritt 4 Sanfte Bewegung

- Mit gebeugten Knien in einer neutralen Position auf einer Stuhlkante sitzen.
- Beim Ausatmen das Behandlungsknie langsam anheben und nach außen zur Behandlungsseite bringen. In die neutrale Position zurückkehren.
- Beim Ausatmen das Behandlungsknie langsam strecken und den Fuß auf die Nichtbehandlungsseite führen. In die neutrale Position zurückkehren.
- Insgesamt 5-mal wiederholen.

Andere Muskeln, die behandelt werden sollten: der große Adduktor (Seite 154)

RÜCKSEITIGE OBERSCHENKELMUSKULATUR

Zweiköpfiger Oberschenkelmuskel *(Musculus biceps femoris)*, Halbsehnenmuskel *(Musculus semitendinosus)*, halbmembranöser Muskel *(Musculus semimembranosus)*

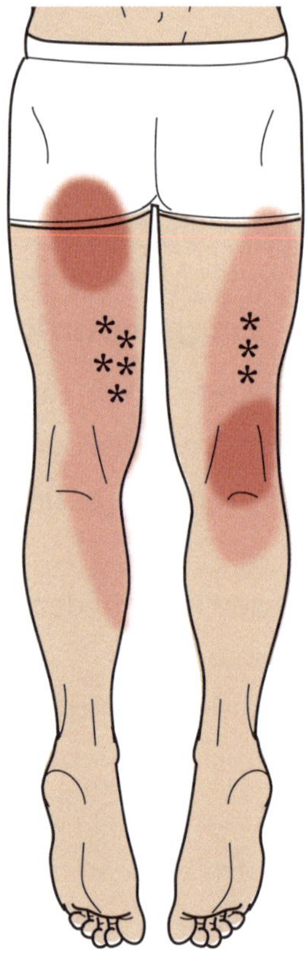

Wo es schmerzt: an der oberen Oberschenkelrückseite und im unteren Bereich des Gesäßes (durch Triggerpunkte in den inneren Fasern), in der Kniekehle (durch Triggerpunkte in den äußeren Fasern)

Weitere mögliche Symptome: Knieschmerzen, falls der äußere rückseitige Oberschenkelmuskel das Knie aus seiner richtigen Ausrichtung gedreht hat

Häufige Ursachen: Verspannungen im geraden Oberschenkelmuskel und in den breiten Oberschenkelmuskeln

Schritt 1 Behandlung der Wirbelsäule

- Mit einem Rückenhaken oder ähnlichen Werkzeug (Seite 26) Druck auf die paraspinalen Muskeln direkt neben den Wirbeln L5 bis S2 im tiefen unteren Rückenbereich ausüben.

Schritt 2 Nervenmobilisation

- Die Nervenmobilisation »Vorlehnen und hochschauen« (Seite 162) oder »Im Sitzen die Zehen strecken« (Seite 163) durchführen – was für Sie besser funktioniert.

Schritt 3 Behandlung der Triggerpunkte

- Um die Triggerpunkte zu finden, in einer neutralen Position stehen. Das Behandlungsbein nach vorn stellen, sanft in Richtung Zehen lehnen und darauf achten, wo Verspannungen zu spüren sind.
- Mit nach innen gedrehtem Bein wiederholen, um die äußeren Fasern der rückseitigen Oberschenkelmuskulatur zu untersuchen. Anschließend noch einmal mit nach außen gedrehtem Bein wiederholen, um die inneren Fasern zu untersuchen.
- Vor der Behandlung der Triggerpunkte das Bein im Sitzen strecken. Eine Markierung in der Mitte der Kniescheibe machen und eine andere auf dem Schienbein direkt unter dem Knie. Falls die untere Markierung an der Außenseite des Beins ist, nur die rückseitige Oberschenkelmuskulatur an der Beinaußenseite behandeln.
- Nach empfindlichen Stellen in den Bereichen tasten, wo Verspannungen zu spüren waren, dann Druck ausüben oder zusammendrücken. Ich klemme die Fasern gern zwischen den Bällen eines manuellen Massagegeräts (Seite 26) ein. Alternativ auf einen harten Stuhl setzen und einen Tennisball oder ein ballbasiertes Tool (Seite 26 f.) unter den Oberschenkel legen.
- Auf jede empfindliche Stelle 10 bis 90 Sekunden lang Druck ausüben.

Schritt 4 Sanfte Bewegung

- In einer neutralen Position auf einen Stuhl setzen und das Behandlungsbein nach vorn strecken, sodass sich die Ferse auf dem Boden befindet.
- Um den Muskel zu dehnen, das Bein gestreckt lassen, aber die Ferse nach außen gleiten lassen (falls die inneren Fasern der rückseitigen Oberschenkelmuskulatur

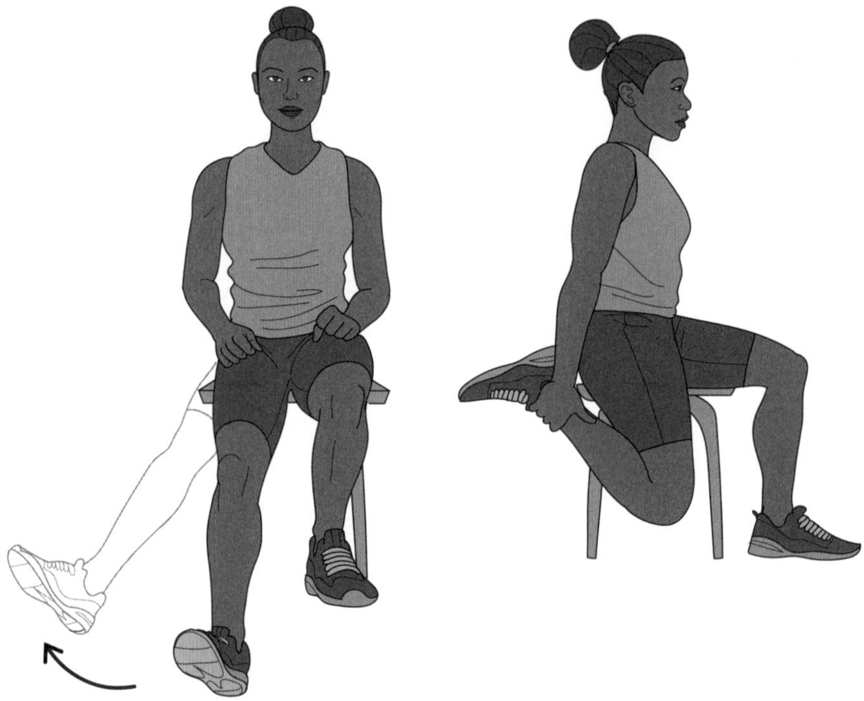

verspannt sind) oder nach innen gleiten lassen (falls die äußeren Fasern der rückseitigen Oberschenkelmuskulatur verspannt sind). Anschließend in die neutrale Position zurückkehren.

- Um den Muskel zu verkürzen, den gesamten Körper zur Nichtbehandlungsseite drehen und seitlich auf dem Stuhl sitzen. Das Nichtbehandlungsbein in einer neutralen Position vor dem Körper stehen lassen, wobei das Knie gebeugt ist und der Fuß flach auf dem Boden steht. Mit der Hand sanft das Fußgelenk des Behandlungsbeins zum Gesäß ziehen, sodass das Knie des Behandlungsbeins vor der Vorderkante des Stuhls hängt.
- Insgesamt 5-mal wiederholen.

Andere Muskeln, die behandelt werden sollten: der große Adduktor (Seite 154), der gerade Oberschenkelmuskel (Seite 142) sowohl auch die breiten Oberschenkelmuskeln (Seite 146)

NERVENMOBILISATION: Ferse zum Gesäß

Diese Bewegung mobilisiert den Oberschenkelnerv, der Muskeln im Bauch und an der Oberschenkelvorderseite versorgt, wie den Lenden-Darmbein-Muskel (Seite 144), den geraden Oberschenkelmuskel (Seite 142) und die breiten Oberschenkelmuskeln (Seite 146). Die Gleitbewegung beruhigt den Nerv, der diese Muskeln kontrolliert, und ist bei Schmerzen im unteren Rücken, Oberschenkel und Knie hilfreich.

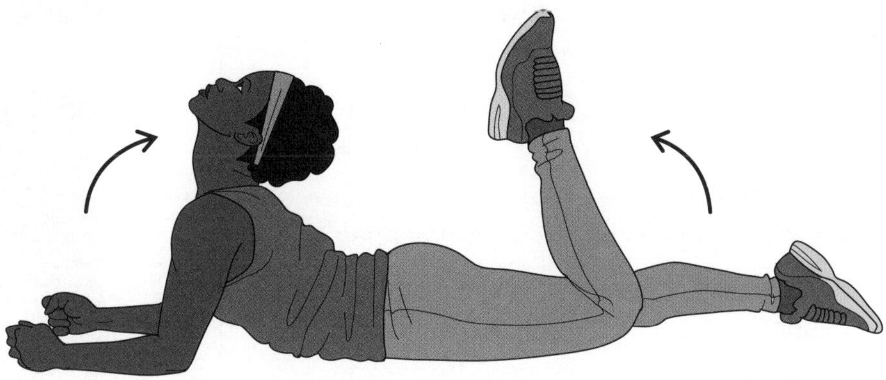

- Auf den Bauch legen und die Unterarme auf den Boden stützen.
- Beim Ausatmen mithilfe der Arme die vordere Hälfte des Körpers langsam anheben, wobei die Hüfte auf dem Boden bleibt.
- Gleichzeitig das Gesicht sanft in Richtung Decke neigen und langsam die Ferse auf der Behandlungsseite zum Gesäß bringen.
- Insgesamt 10-mal wiederholen.

TIPP Falls es Ihnen schwerfällt, vom Boden aufzustehen, können Sie diese Nervenmobilisation auf dem Bett durchführen.

NERVENMOBILISATION: Vorlehnen und hochschauen

Diese Bewegung mobilisiert den Ischiasnerv im Bein, der verschiedene Muskeln im Fuß, in der Wade, in der Oberschenkelrückseite und im Gesäß versorgt.

- Vor eine Wand stellen. Die Füße stehen schulterbreit auseinander, die Arme hängen neben dem Körper, die Schultern sind entspannt und der Blick ist nach vorn gerichtet. Die Zehen sollten etwa 15 Zentimeter von der Wand entfernt sein.
- Den Fuß auf der Behandlungsseite so positionieren, dass der Ballen an der Wand lehnt und die Ferse auf dem Boden steht.
- Langsam den Körper leicht nach vorn lehnen. Gleichzeitig nach oben blicken und dabei das Kinn leicht anheben.
- Beim Nach-vorn-Lehnen ausatmen. Insgesamt 10-mal wiederholen.

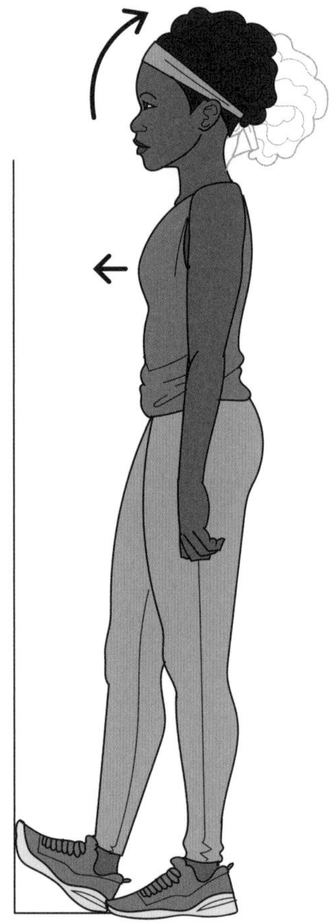

TIPP

Diese Nervenmobilisation kann durch eine Veränderung der Fußposition variiert werden. Den Fuß zu Beginn ein bisschen nach links oder rechts zu drehen, kann den Winkel verändern, in dem am Nerv gezogen wird. Sie spüren dies an der Rückseite der Wade und mit Übung auch im Gesäß.

NERVENMOBILISATION: Im Sitzen die Zehen strecken

Diese Bewegung mobilisiert die Spinalnerven, den Schienbeinnerv *(Nervus tibialis)* sowie den gemeinsamen, tiefen und oberflächlichen Wadenbeinnerv (*Nervus fibularis communis, Nervus fibularis profundus* und *Nervus fibularis superficialis*) und ist vor allem bei Schmerzen im großen Gesäßmuskel (Seite 150), in den paraspinalen Muskeln (Seite 114 und 116), der rückseitigen Oberschenkelmuskulatur (Seite 158) und überall unterhalb des Knies (Kapitel 7) hilfreich.

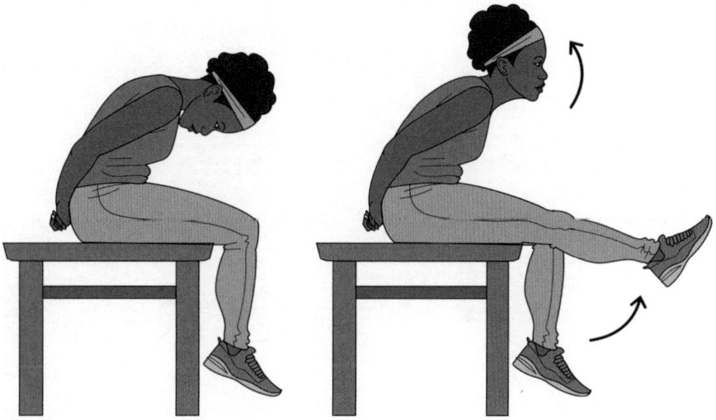

- Auf die Kante eines Betts oder auf einen Stuhl setzen. Die Füße sollten baumeln und den Boden nicht komplett berühren. Sanft nach vorn gebeugt sitzen und die Hände sanft hinter dem Rücken verschränken.
- Ohne den Rücken gerade zu machen, beim Ausatmen langsam den Kopf nach hinten neigen und nach oben blicken.
- Gleichzeitig das Knie auf der Behandlungsseite langsam strecken und den Fuß anheben. Bei Problemen in den Wadenbeinmuskeln, Fußgelenk- und Zehenstreckern oder Muskeln am Fußrücken die Zehen währenddessen strecken. Bei Problemen im Zwillingswadenmuskel, Schollenmuskel, hinteren Schienbeinmuskel, in den Fußgelenk- und Zehenbeugern oder Muskeln in der Fußsohle den Fuß währenddessen sanft beugen. Bei manchen Menschen sind beide Bewegungen nötig. Es ist nicht wichtig, wie hoch der Fuß vom Boden angehoben wird – überanstrengen Sie sich daher nicht.
- Insgesamt 10-mal wiederholen.

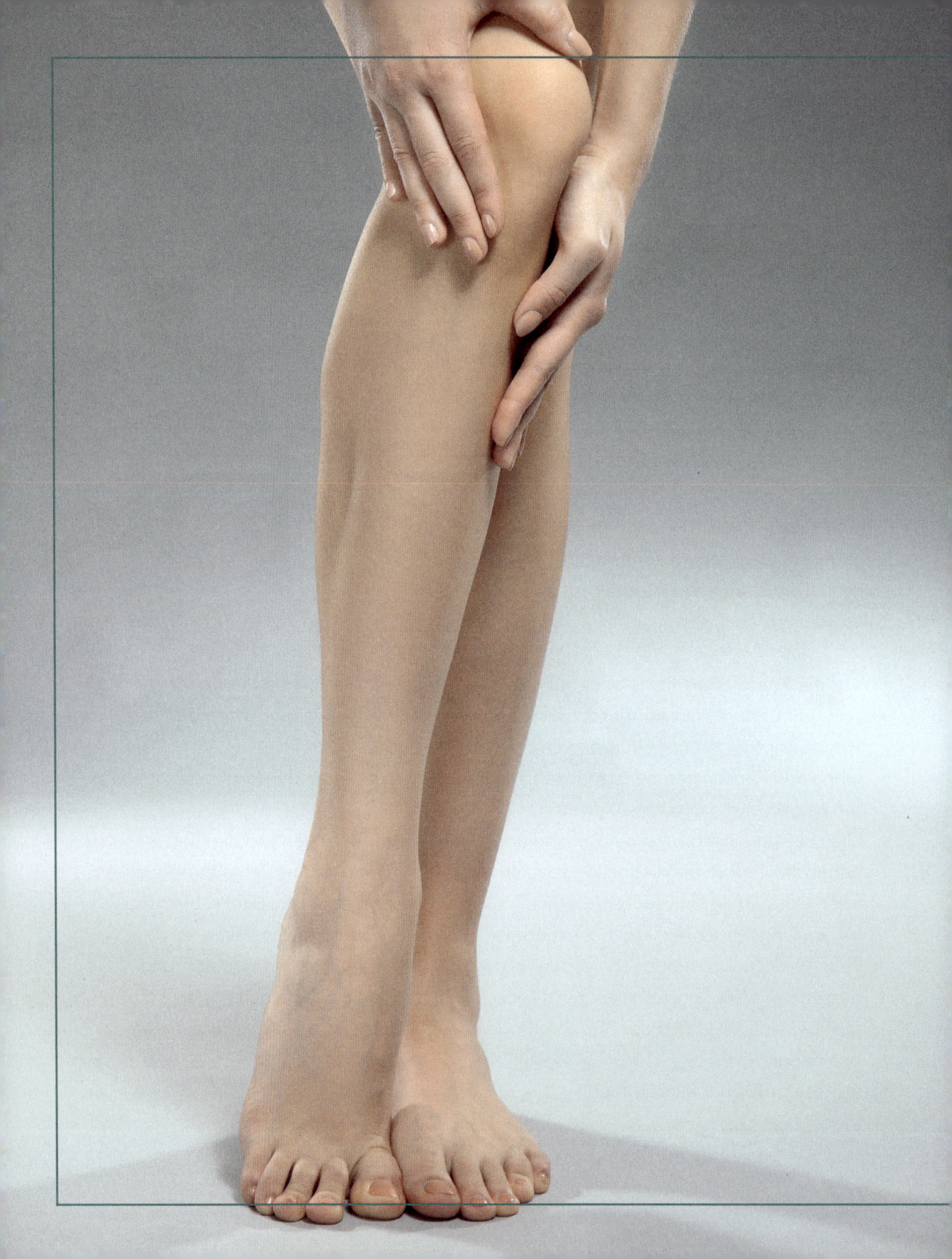

7

UNTERSCHENKEL UND FÜSSE

Leiden Sie unter Hammerzehen, dem Schienbeinkantensyndrom oder Plantarfasziitis? Tragen Sie High Heels, wachen mitten in der Nacht mit Wadenschmerzen auf oder brauchen einfach eine gute Fußmassage? Falls Sie eine dieser Fragen mit Ja beantwortet haben, sind Sie hier richtig. Triggerpunkte führen häufig zu Schmerzen in den Füßen, Fußgelenken und Unterschenkeln. Sehen Sie sich die Bilder genau an, um auf die richtige Stelle zu drücken.

ZWILLINGSWADENMUSKEL

(*Musculus gastrocnemius*)

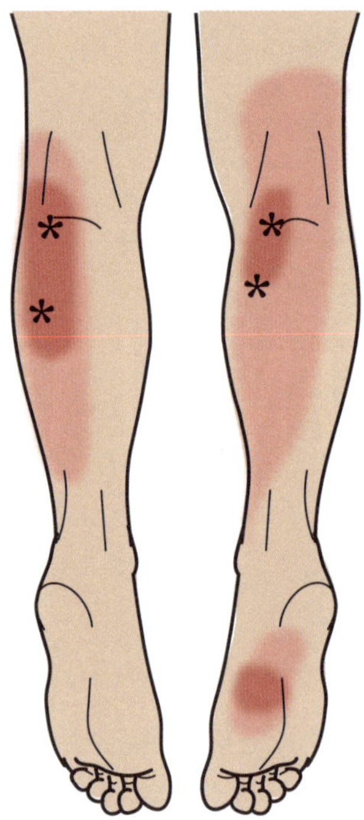

Wo es schmerzt: an der oberen Wade, in der Kniekehle und unten am Spann
Weitere mögliche Symptome: Wadenkrämpfe, von denen man nachts aufwacht
Häufige Ursachen: Tragen von High Heels, Sitzen mit baumelnden Beinen

Schritt 1 Behandlung der Wirbelsäule

- Mit einem Rückenhaken oder ähnlichen Werkzeug (Seite 26) sanft Druck auf die paraspinalen Muskeln direkt neben den Wirbeln S1 bis S2 im tiefen unteren Rücken ausüben.

Schritt 2 Nervenmobilisation

- Die Nervenmobilisation »Im Sitzen die Zehen strecken« (Seite 163) und »Vorlehnen und hochschauen« (Seite 162) durchführen.

Schritt 3 Behandlung der Triggerpunkte

- Um den empfindlichen Bereich zu finden, auf beiden Seiten oben an der Wade von einer Seite zur anderen über den Muskel reiben.
- Druck ausüben. Hier kann man sehr gut die Innen- und Außenseite getrennt voneinander mit einem manuellen Massagegerät (Seite 26) sanft zusammendrücken. Alternativ das Behandlungsbein nach vorn strecken und einen Tennisball oder ein ballbasiertes Tool (Seite 26 f.) unter die Wade legen. Die Fußgelenke überkreuzen, falls mehr Druck nötig ist.
- Auf jede empfindliche Stelle 10 bis 90 Sekunden lang Druck ausüben.

Schritt 4 Sanfte Bewegung

- Die Nervenmobilisation »Vorlehnen und hochschauen« (Seite 162) insgesamt 5-mal durchführen.

Andere Muskeln, die behandelt werden sollten: Manchmal hilft es, den kleinen Gesäßmuskel (Seite 148) oder den Schollenmuskel (Seite 168) zu behandeln.

TIPP

- Strecken Sie nicht die Zehen, wenn Sie sich dehnen, bevor Sie aus dem Bett aufstehen. Stattdessen können Sie sie Richtung Knie bewegen.
- Vielen Menschen hilft es, am Fußende des Betts Kissen unter die Decke zu legen. Dadurch entsteht ein Zelt und das Gewicht der Decke führt nicht dazu, dass sie die Zehen strecken.

Wenn dieser Muskel rot, warm oder geschwollen ist, nicht darauf drücken! Suchen Sie schnellstmöglich einen Arzt auf.

SCHOLLENMUSKEL

(Musculus soleus)

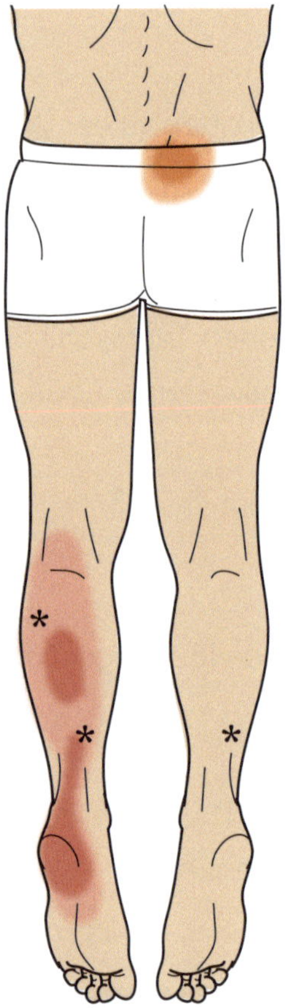

Wo es schmerzt: an der Wade und Ferse
Weitere mögliche Symptome: Schmerzen beim Belasten der Ferse oder beim Treppensteigen
Häufige Ursachen: Tragen von High Heels, Sitzen mit baumelnden Beinen

Schritt 1 Behandlung der Wirbelsäule

- Mit einem Rückenhaken oder ähnlichen Werkzeug (Seite 26) sanft Druck auf die paraspinalen Muskeln direkt neben den Wirbeln S1 bis S2 im tiefen unteren Rücken ausüben.

Schritt 2 Nervenmobilisation

- Die Nervenmobilisation »Im Sitzen die Zehen strecken« (Seite 163) und »Vorlehnen und hochschauen« (Seite 162) durchführen.

Schritt 3 Behandlung der Triggerpunkte

- Auf einen Stuhl setzen und einen Finger nach oben über die Achillessehne des Behandlungsfußes (die dicke Sehne hinten an der Ferse) bis zu der Stelle gleiten lassen, wo sie sich teilt (etwa eine Handbreit über dem oberen Ende der Ferse). Den Finger einen Fingerbreit nach oben und einen Fingerbreit nach außen bewegen. Dasselbe auf der anderen Seite wiederholen, aber zwei Fingerbreit von der Stelle nach oben bewegen, wo die Achillessehne sich zu teilen beginnt.
- Druck auf die empfindliche Stelle ausüben. Dazu das Bein auf dem Boden nach vorn strecken und einen Tennisball oder ein ballbasiertes Tool (Seite 26 f.) unter die Wade legen. Die Fußgelenke überkreuzen, falls mehr Druck nötig ist.
- Auf jede empfindliche Stelle 10 bis 90 Sekunden lang Druck ausüben.

Schritt 4 Sanfte Bewegung

- In einer neutralen Position auf einen Stuhl setzen. Die Füße sind schulterbreit auseinander.
- Um den Muskel zu dehnen, beim Ausatmen langsam das Fußgelenk auf der Behandlungsseite und die Zehen beugen, sodass sie nach oben zur Nase zeigen. In die neutrale Position zurückkehren.
- Um den Muskel zu verkürzen, beim Ausatmen langsam das Fußgelenk auf der Behandlungsseite strecken, sodass die Zehen nach vorn zum Boden zeigen. In die neutrale Position zurückkehren.
- Insgesamt 5-mal wiederholen.

Andere Muskeln, die behandelt werden sollten: Manchmal überträgt der kleine Gesäßmuskel (Seite 148) Schmerzen auf diesen Bereich.

TIPP Wenn die Wade rot, warm oder geschwollen ist, nicht darauf drücken! Suchen Sie einen Arzt auf.

WADENBEINMUSKELN

(Musculi fibulares)

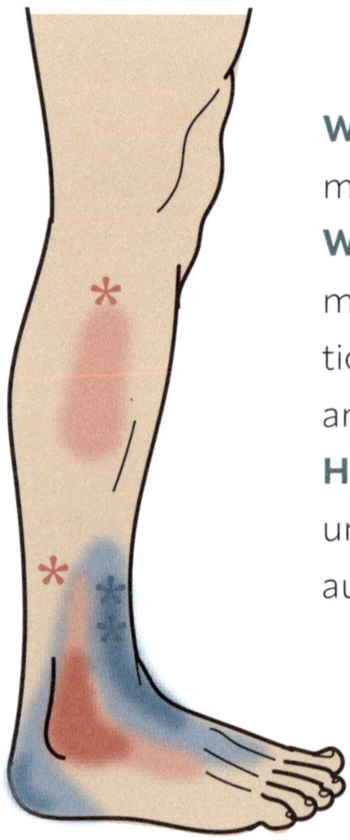

Wo es schmerzt: an der Außenseite des Sprungbeins und manchmal am Spann, wo Fußgelenk und Fuß aufeinandertreffen

Weitere mögliche Symptome: häufiges Umknicken. Oft spürt man die Verspannung, wenn man den Fuß in eine neutrale Position bringt (wie beim Stehen) und das Fußgelenk in Richtung des anderen Fußes dreht.

Häufige Ursachen: häufiges Umknicken in der Vergangenheit und Reitsportverletzungen – Schmerzen am Spann treten häufig auf, wenn ein Pferd darauf tritt

Schritt 1 Behandlung der Wirbelsäule

- Mit einem Rückenhaken oder ähnlichen Werkzeug (Seite 26) sanft Druck auf die paraspinalen Muskeln direkt neben den Wirbeln L4 bis S1 im tiefen unteren Rücken ausüben.

Schritt 2 Nervenmobilisation

- Die Nervenmobilisation »Im Sitzen die Zehen strecken« (Seite 163) und »Vorlehnen und hochschauen« (Seite 162) durchführen.

Schritt 3 Behandlung der Triggerpunkte

- Es gibt drei Bereiche, auf die Druck ausgeübt werden kann: (1) auf die Außenseite des Unterschenkels, etwa drei Fingerbreit unter dem Knochenvorsprung direkt unter der Seite des Knies, (2) eine Handbreit über dem Fußgelenk auf die Seite des Unterschenkels oder (3) eine Handbreit über dem Fußgelenk auf die Vorderseite des Unterschenkels. Den Bereich behandeln, der empfindlich ist.
- Den Bereich oder die Bereiche auswählen und Druck ausüben. Ich rolle gern mit einer Massagerolle (Seite 27) über die Seite des Beins oder lege mich auf die Seite und platziere einen Racquetball oder Tennisball unter die Stelle.
- 10 bis 90 Sekunden lang Druck ausüben.

Schritt 4 Sanfte Bewegung

- In einer neutralen Position auf einen Stuhl oder aufs Bett setzen.
- Um den Muskel zu dehnen, beim Ausatmen langsam das Behandlungsbein nach vorn strecken und den Spann des Behandlungsfußes zur Nichtbehandlungsseite drehen. In die neutrale Position zurückkehren.
- Um den Muskel zu verkürzen, beim Ausatmen die Ferse stehen lassen, aber langsam die Zehen des Behandlungsfußes nach außen bewegen, weg von der Mittellinie. In die neutrale Position zurückkehren.
- Insgesamt 5-mal wiederholen.

Andere Muskeln, die behandelt werden sollten: der kleine Gesäßmuskel (Seite 148)

TIPP

Keinen Druck auf das obere Drittel der Unterschenkelaußenseite unterhalb des Knies ausüben. Der Nerv, der die Fähigkeit kontrolliert, die Zehen anzuheben, verläuft durch diesen Bereich. Ich hatte einmal einen Patienten, der eine Teigrolle auf diesem Nerv einsetzte und sich dadurch einen Fallfuß zuzog.

VORDERER SCHIENBEINMUSKEL

(Musculus tibialis anterior)

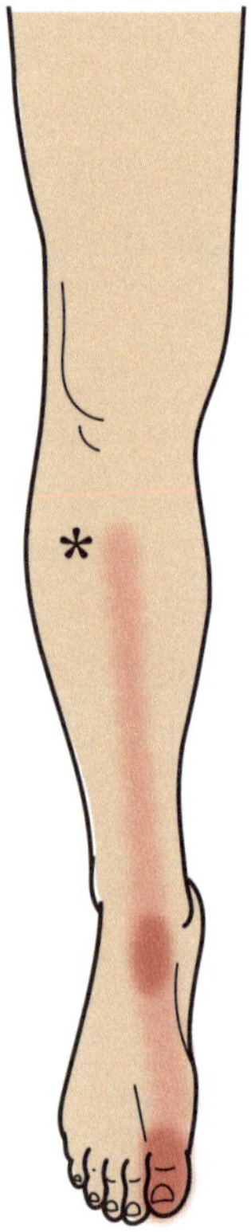

Wo es schmerzt: sowohl am Spann als auch an der Großzehe (dieses Leiden wird manchmal als »Turf Toe« bezeichnet)
Weitere mögliche Symptome: schwache Fußgelenke, Fallfuß oder Abnutzung der Schuhe durch Schlurfen. Manchmal werden die Beschwerden fälschlicherweise für ein Kompartmentsyndrom oder Schienbeinkantensyndrom gehalten.
Häufige Ursachen: Umknicken, Stolpern

Schritt 1 Behandlung der Wirbelsäule

- Mit einem Rückenhaken oder ähnlichen Werkzeug (Seite 26) sanft Druck auf die paraspinalen Muskeln direkt neben den Wirbeln L4 bis S1 im tiefen unteren Rücken ausüben.

Schritt 2 Nervenmobilisation

- Die Nervenmobilisation »Im Sitzen die Zehen strecken« (Seite 163) durchführen.

Schritt 3 Behandlung der Triggerpunkte

- Das Behandlungsbein nach vorn strecken und die Zehen strecken. Jetzt ist ein Ziehen zu spüren, das den Triggerpunkt leicht außen am Schienbein anzeigt.
- Mit einem Finger oder einem Triggerpunktdrücker (Seite 26) Druck auf den empfindlichen Bereich ausüben, wo das Ziehen zu spüren ist. Alternativ eine Massagerolle (Seite 27) über diesen Bereich rollen.
- Auf jede empfindliche Stelle 10 bis 90 Sekunden lang Druck ausüben.

Schritt 4 Sanfte Bewegung

- In einer neutralen Position auf einem Stuhl sitzen. Das Behandlungsbein befindet sich mit gestrecktem oder leicht gebeugtem Knie vor dem Körper. Die Ferse steht auf dem Boden.
- Um den Muskel zu dehnen, beim Ausatmen langsam das Fußgelenk auf der Behandlungsseite strecken. Die Ferse stehen lassen, aber die Zehen nach vorn zum Boden strecken. Dann das Fußgelenk entspannen.
- Um den Muskel zu verkürzen, beim Ausatmen langsam den Fuß auf der Behandlungsseite beugen, sodass die Zehen nach oben zur Nase zeigen. Dann das Fußgelenk wieder entspannen.
- Insgesamt 5-mal wiederholen.

Andere Muskeln, die behandelt werden sollten: der kleine Gesäßmuskel (Seite 148)

TIPP

Schmerzen im Bein können auf ein tieferes Problem hindeuten, wie ein Kompartmentsyndrom. Lassen Sie die Ursache der Schmerzen ärztlich abklären.

HINTERER SCHIENBEINMUSKEL

(Musculus tibialis posterior)

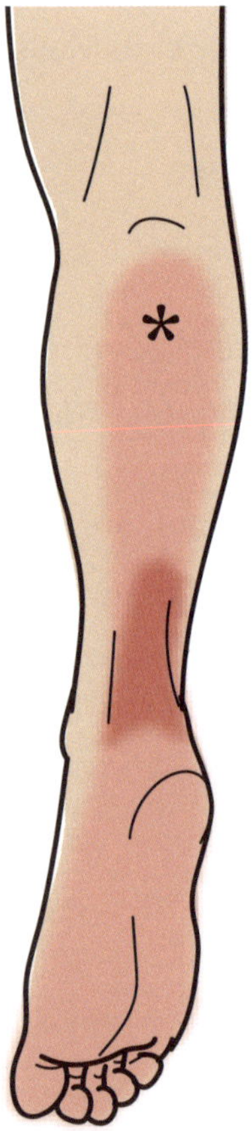

Wo es schmerzt: an der Achillessehne (der dicken Sehne hinten an der Ferse) und manchmal an der Fußsohle

Weitere mögliche Symptome: Unfähigkeit, auf Zehenspitzen zu stehen, beispielsweise um etwas aus einem hohen Regal zu holen. Eventuell Unfähigkeit, bei einem Test in einer Arztpraxis auf Zehenspitzen zu gehen. Manche Menschen haben hohe Fußgewölbe, die verschwinden, wenn sie aufstehen.

Häufige Ursachen: das Tragen alter Schuhe, welche die Füße nicht unterstützen; Laufen auf unebenem Untergrund, wie auf Trails oder am Strand

Schritt 1 Behandlung der Wirbelsäule

- Mit einem Rückenhaken oder ähnlichen Werkzeug (Seite 26) sanft Druck auf die paraspinalen Muskeln direkt neben den Wirbeln L5 bis S1 im tiefen unteren Rücken ausüben.

Schritt 2 Nervenmobilisation

- Die Nervenmobilisation »Im Sitzen die Zehen strecken« (Seite 163) und »Vorlehnen und hochschauen« (Seite 162) durchführen.

Schritt 3 Behandlung der Triggerpunkte

- Um den Triggerpunkt zu finden, einen Gürtel unter die Fußsohle legen. Ohne die Zehen zu strecken, die Außenseite des Fußes nach außen ziehen, weg von der Mittellinie. Wenn er sich nicht bewegt, ist der Muskel verspannt – aber Sie spüren es vielleicht nicht.
- Das Fußgelenk auf der Behandlungsseite über das gegenüberliegende Knie legen. Der empfindliche Bereich befindet sich direkt hinter dem Schienbein.
- Mit den Daumen oder einem Triggerpunktdrücker (Seite 26) zwischen dem Knochen und dem darüberliegenden Zwillingswadenmuskel (Seite 166) und Schollenmuskel (Seite 168) drücken.
- Auf jede empfindliche Stelle 10 bis 90 Sekunden lang Druck ausüben.

Schritt 4 Sanfte Bewegung

- In einer neutralen Position auf einem Stuhl sitzen. Das Behandlungsbein befindet sich mit gestrecktem oder leicht gebeugtem Knie vor dem Körper. Die Ferse steht auf dem Boden.
- Um den Muskel zu dehnen, beim Ausatmen langsam das Fußgelenk auf der Behandlungsseite beugen, sodass die Zehen nach oben zur Nase zeigen. Dann das Fußgelenk entspannen.
- Um den Muskel zu verkürzen, beim Ausatmen langsam das Fußgelenk auf der Behandlungsseite strecken, sodass die Zehen nach vorn zum Boden zeigen. Dann das Fußgelenk wieder entspannen.
- Insgesamt 5-mal wiederholen.

Andere Muskeln, die behandelt werden sollten: Der Zwillingswadenmuskel (Seite 166) und der Schollenmuskel (Seite 168) können Schmerzen auf diesen Bereich übertragen.

FUSSGELENK- UND ZEHENSTRECKER

Langer Zehenstrecker *(Musculus extensor digitorum longus)*, langer Großzehenstrecker *(Musculus extensor hallucis longus)*

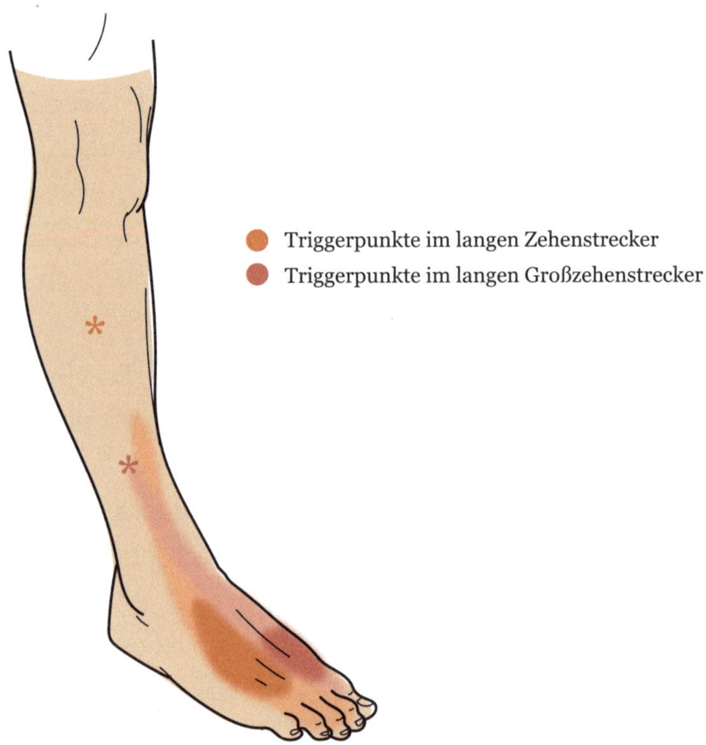

Wo es schmerzt: tiefe Schmerzen auf dem Fußrücken bis zu den Zehen

Weitere mögliche Symptome: Kraftlosigkeit und nachts Krämpfe im Fußrücken

Häufige Ursachen: Stolpern und Stürze, Stoßen des Zehs; Aktivitäten, bei denen gegen einen Ball getreten wird oder Pedale benutzt werden

Schritt 1 Behandlung der Wirbelsäule

- Mit einem Rückenhaken oder ähnlichen Werkzeug (Seite 26) sanft Druck auf die paraspinalen Muskeln direkt neben den Wirbeln L4 bis S1 im tiefen unteren Rücken ausüben.

Schritt 2 Nervenmobilisation

- Die Nervenmobilisation »Im Sitzen die Zehen strecken« (Seite 163) durchführen.

Schritt 3 Behandlung der Triggerpunkte

- Versuchen, die Zehen des Behandlungsfußes zu strecken (wenn der Bereich sehr verspannt ist, ist es vielleicht nicht möglich). Wenn einer oder mehrere dieser Muskeln verkürzt sind, etwa zwei oder drei Fingerbreit außen neben dem Schienbein, ist ein Ziehen zu spüren.
- Den empfindlichen Bereich finden, wo das Ziehen zu spüren war. Hier können die Finger oder ein Triggerpunktdrücker (Seite 26) eingesetzt werden, aber mein Lieblingswerkzeug ist die Massagerolle (Seite 27).
- Auf jede empfindliche Stelle 10 bis 90 Sekunden lang Druck ausüben.

Schritt 4 Sanfte Bewegung

- In einer neutralen Position auf einem Stuhl sitzen. Das Behandlungsbein befindet sich mit gestrecktem oder leicht gebeugtem Knie vor dem Körper. Die Ferse steht auf dem Boden.
- Um den Muskel zu dehnen, beim Ausatmen langsam das Fußgelenk auf der Behandlungsseite beugen, sodass die Zehen nach oben zur Nase zeigen. Dann das Fußgelenk entspannen.
- Um den Muskel zu verkürzen, beim Ausatmen langsam das Fußgelenk auf der Behandlungsseite strecken, sodass die Zehen nach vorn zum Boden zeigen. Dann das Fußgelenk wieder entspannen.
- Insgesamt 5-mal wiederholen.

Andere Muskeln, die behandelt werden sollten: der vordere Schienbeinmuskel (Seite 172) und die Wadenbeinmuskeln (Seite 170)

FUSSGELENK- UND ZEHENBEUGER

Langer Zehenbeuger *(Musculus flexor digitorum longus)*, langer Großzehenbeuger *(Musculus flexor hallucis longus)*

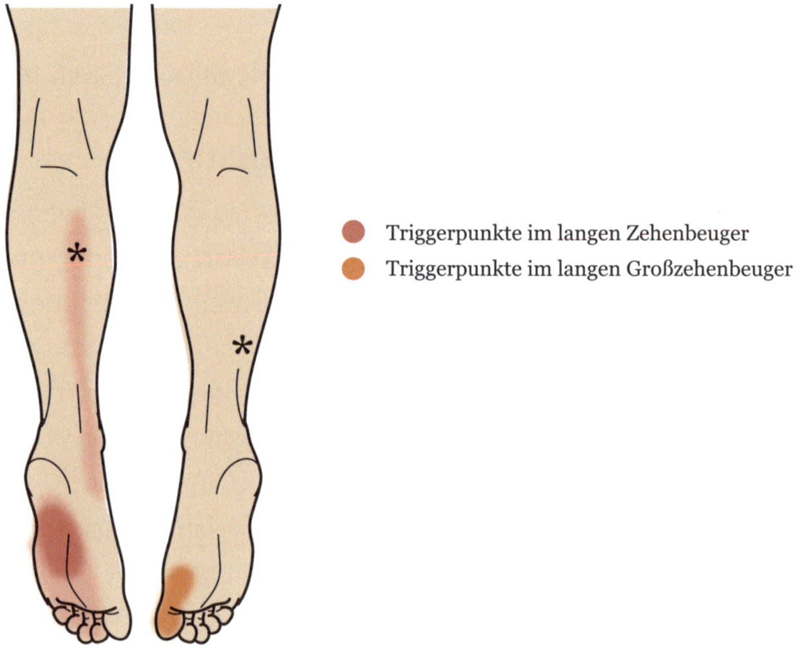

Wo es schmerzt: an der Fußsohle vor der Ferse, hinter dem Fußballen und an der Großzehe und ihrem Ballen

Weitere mögliche Symptome: Schmerzen beim Gehen, Hammer- oder Krallenzehen

Häufige Ursachen: Gehen und Laufen auf unebenem Untergrund, wie auf Trails oder am Strand

Schritt 1 Behandlung der Wirbelsäule

- Mit einem Rückenhaken oder ähnlichen Werkzeug (Seite 26) sanft Druck auf die paraspinalen Muskeln direkt neben den Wirbeln L5 bis S2 im tiefen unteren Rücken ausüben.

Schritt 2 Nervenmobilisation

- Die Nervenmobilisation »Im Sitzen die Zehen strecken« (Seite 163) durchführen.

Schritt 3 Behandlung der Triggerpunkte

- Das Fußgelenk der Behandlungsseite auf das gegenüberliegende Knie legen. Der empfindliche Bereich liegt direkt hinter dem Schienbein.
- Mit einem der beiden Daumen zwischen dem Knochen und dem darüberliegenden Zwillingswadenmuskel (Seite 166) und Schollenmuskel (Seite 168) drücken. Nach unten und dann unter den Knochen rollen (kein Werkzeug schafft das.)
- Von hinten nach vorn hinter dem unteren Drittel des Knochens an der Außenseite des Beins drücken.
- Auf jede empfindliche Stelle 10 bis 90 Sekunden lang Druck ausüben.

Schritt 4 Sanfte Bewegung

- In einer neutralen Position auf einem Stuhl sitzen. Das Behandlungsbein befindet sich mit gestrecktem oder leicht gebeugtem Knie vor dem Körper. Die Ferse steht auf dem Boden.
- Um den Muskel zu dehnen, beim Ausatmen langsam das Fußgelenk auf der Behandlungsseite beugen, sodass die Zehen nach oben zur Nase zeigen. Dann das Fußgelenk entspannen.
- Um den Muskel zu verkürzen, beim Ausatmen langsam das Fußgelenk auf der Behandlungsseite strecken, sodass die Zehen nach vorn zum Boden zeigen. Dann das Fußgelenk wieder entspannen.
- Insgesamt 5-mal wiederholen.

Andere Muskeln, die behandelt werden sollten: der Zwillingswadenmuskel (Seite 166), der vordere Schienbeinmuskel (Seite 172) oder die intrinsischen Fußmuskeln (Seite 180 und 182)

FUSSRÜCKENMUSKELN

Kurzer Zehenstrecker *(Musculus extensor digitorum brevis)*, kurzer Großzehenstrecker *(Musculus extensor hallucis brevis)*, Zwischenknochenmuskeln *(Musculi interossei)*

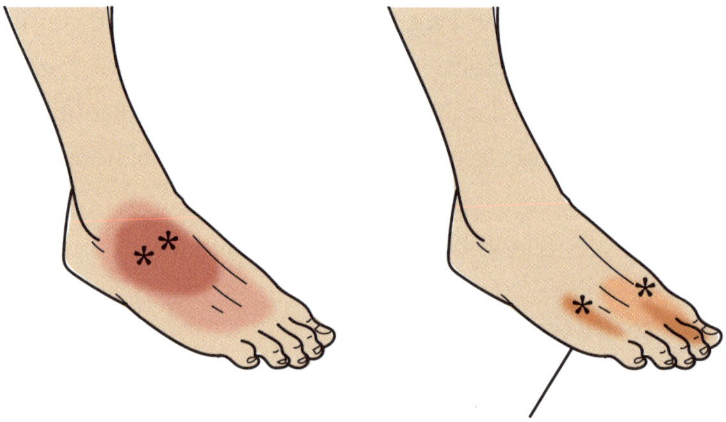

Schmerzen treten an derselben Stelle an der Fußsohle auf.

- Triggerpunkte im kurzen Zehenstrecker und kurzen Großzehenstrecker
- Triggerpunkte in den Zwischenknochenmuskeln

Wo es schmerzt: auf dem Fuß und bis in die Zehen hinein

Weitere mögliche Symptome: keine Angabe

Häufige Ursachen: zu enge Schuhe

Schritt 1 Behandlung der Wirbelsäule

- Mit einem Rückenhaken oder ähnlichen Werkzeug (Seite 26) sanft Druck auf die paraspinalen Muskeln direkt neben den Wirbeln L5 bis S1 im tiefen unteren Rücken ausüben.

Schritt 2 Nervenmobilisation

- Die Nervenmobilisation »Im Sitzen die Zehen strecken« (Seite 163) durchführen.

Schritt 3 Behandlung der Triggerpunkte

- Auf den Behandlungsfuß drücken, um Triggerpunkte in den oberflächlichen Muskeln zu finden. Einen Triggerpunktdrücker verwenden oder mit einem manuellen Massagegerät (Seite 26) zusammendrücken. Notfalls reicht auch ein Finger.
- Um die tiefer gelegenen Zwischenknochenmuskeln zu behandeln, sanft den entsprechenden Knochen von unter dem Fuß nach oben drücken. So den Muskel auf der Seite zugänglich machen, um Druck auszuüben.
- Auf jede empfindliche Stelle 10 bis 90 Sekunden lang Druck ausüben.

Schritt 4 Sanfte Bewegung

- In einer neutralen Position auf einem Stuhl sitzen. Das Behandlungsbein befindet sich mit gestrecktem oder leicht gebeugtem Knie vor dem Körper. Die Ferse steht auf dem Boden.
- Um den Muskel zu dehnen, beim Ausatmen langsam das Fußgelenk auf der Behandlungsseite strecken. Die Ferse stehen lassen und die Zehen nach vorn zum Boden strecken. Dann das Fußgelenk entspannen.
- Um den Muskel zu verkürzen, beim Ausatmen langsam das Fußgelenk auf der Behandlungsseite beugen, sodass die Zehen nach oben zur Nase zeigen. Dann das Fußgelenk wieder entspannen.
- Insgesamt 5-mal wiederholen.

Andere Muskeln, die behandelt werden sollten: die Fußsohlenmuskeln (Seite 182). Manchmal lohnt es sich, alle Fußmuskeln zu behandeln – es dauert nicht lange.

FUSSSOHLENMUSKELN

Großzehenspreizer *(Musculus abductor hallucis)*, Kleinzehenspreizer *(Musculus abductor digiti minimi)*, kurzer Zehenbeuger *(Musculus flexor digitorum brevis)*, Sohlenviereckmuskel *(Musculus quadratus plantae)*, kurzer Großzehenbeuger *(Musculus flexor hallucis brevis)*

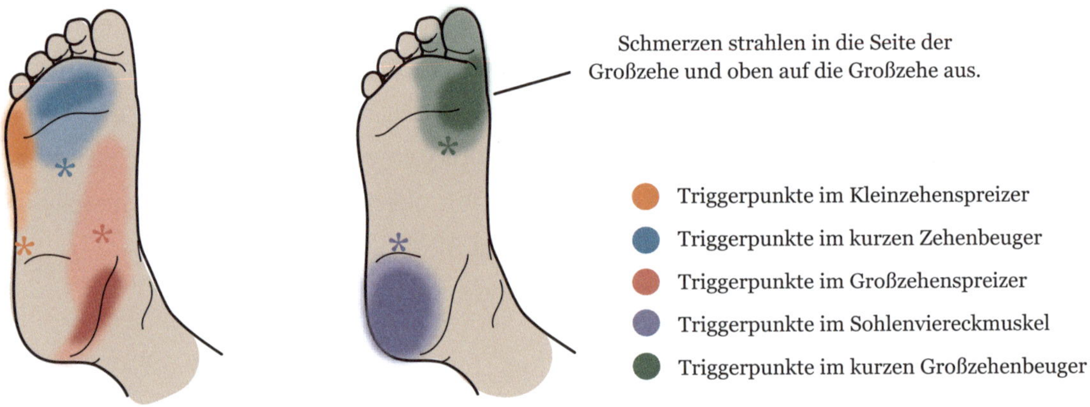

Wo es schmerzt: an der Fußsohle
Weitere mögliche Symptome: Taubheitsgefühle und Kribbeln
Häufige Ursachen: zu alte Schuhe, Plattfüße und übermäßiges Abrollen des Fußes beim Auftreten. Sogar ein langer zweiter Zeh kann die Ursache sein.

Schritt 1 Behandlung der Wirbelsäule

- Mit einem Rückenhaken oder ähnlichen Werkzeug (Seite 26) sanft Druck auf die paraspinalen Muskeln direkt neben den Wirbeln L5 bis S3 im tiefen unteren Rücken ausüben.

Schritt 2 Nervenmobilisation

- Die Nervenmobilisation »Im Sitzen die Zehen strecken« (Seite 163) und »Vorlehnen und hochschauen« (Seite 162) durchführen.

Schritt 3 Behandlung der Triggerpunkte

- Zunächst die Großzehe des Behandlungsfußes leicht nach hinten ziehen. Nach oben und unten bewegen und auf Bewegung zwischen ihrer Basis und der inneren Fußsohle oder zwischen ihrer Basis und der unteren Mitte des Fußes achten.
- Entlang der Bewegungsbereiche nach empfindlichen Stellen suchen, um darauf Druck auszuüben.
- Mit einem Triggerpunktdrücker (Seite 26) auf die empfindlichen Stellen drücken und den Druck jeweils 10 bis 90 Sekunden ausüben.
- Nun die anderen vier Zehen als Gruppe nach hinten ziehen und auf Bewegung unter dem Fußballen achten. Empfindliche Stellen in diesem Bereich finden und auf jede Stelle 10 bis 90 Sekunden lang Druck ausüben.
- Die vier kleineren Zehen erneut als Gruppe nach hinten ziehen. Diesmal auf Bewegung direkt vor der Ferse achten. Empfindliche Stellen auf beiden Seiten der Plantarfaszie finden und auf jede Stelle 10 bis 90 Sekunden lang Druck ausüben.
- Es kann viele empfindliche Bereiche geben, aber alle gründlich zu behandeln, zahlt sich aus!

Schritt 4 Sanfte Bewegung

- In einer neutralen Position auf einem Stuhl sitzen. Das Behandlungsbein befindet sich mit gestrecktem oder leicht gebeugtem Knie vor dem Körper. Die Ferse steht auf dem Boden.
- Um den Muskel zu dehnen, beim Ausatmen langsam das Fußgelenk auf der Behandlungsseite strecken. Die Ferse stehen lassen und die Zehen nach vorn zum Boden strecken. Dann das Fußgelenk entspannen.
- Um den Muskel zu verkürzen, beim Ausatmen langsam das Fußgelenk auf der Behandlungsseite beugen, sodass die Zehen nach oben zur Nase zeigen. Dann das Fußgelenk wieder entspannen.
- Insgesamt 5-mal wiederholen.

Andere Muskeln, die behandelt werden sollten: der Zwillingswadenmuskel (Seite 166) und der hintere Schienbeinmuskel (Seite 174)

Zusätzliche Informationen

Werkzeuge bestellen

Alle in diesem Buch erwähnten Tools und Werkzeuge finden Sie beim (Sport-)Fachhändler Ihres Vertrauens oder bei größeren Versandhäusern online:

Rückenhaken (Big Bend Backnobber), Triggerpunktdrücker, Faszienrollen und -bälle (Original Worm), Massageroller (Tiger Tail), manuelles Massagegerät (Acu-Masseur)

Triggerpunkttherapeuten finden

Finden Sie einen Triggerpunkttherapeuten in Ihrer Nähe. Folgende Verzeichnisse können Sie bei der Suche unterstützen:

Triggerpunkttherapeuten oder Dry-Needling-Spezialisten finden
https://www.dgs-academy.com/en/find-a-therapist/

Triggerpunkttherapie IMTT
https://triggerpunkt-therapie.eu/index.asp?3

Internationale Triggerpunkt Akademie
https://www.triggerpunkt-akademie.de/therapeutenliste/

Weiterführende Literatur

Davies, Clair; Davies, Amber (2016): *Arbeitsbuch Triggerpunkt-Therapie.* Junfermann Verlag

Gautschi, Roland (2022): *Triggerpunkte & Faszien. Schmerzen selbst behandeln.* Trias

Niel-Asher, Simeon (2022): *Referenzbuch Triggerpunkt Behandlung. Hilfe und Selbsthilfe.* Copress Sport

Pfitzer Dr., Torsten (2019): *Schmerzen selbst behandeln mit BLACKROLL®.* Riva

Richter, Philipp; Hebgen, Eric (2021): *Triggerpunkte und Muskelfunktionsketten in der Osteopathie und Manuellen Therapie.* Thieme

Quellen

Calvert, Robert Noah (2014): *Pages from History: Swedish Massage*. Massage Magazine, 24.04.2014

Gilbert, Christopher (2005): *Better Chemistry through Breathing: The Story of Carbon Dioxide and How It Can Go Wrong*. Biofeedback, 33 (3). S. 100–104

Gilbert, Christopher (1999): *Hyperventilation and the Body*. Accident and Emergency Nursing, 7 (3). S. 130–140. doi:10.1016/s0965-2302(99)80072-1

Lerner, Barron H. (2013): *A Nurse Gains Fame in the Days of Polio*. New York Times, 26.12.2013. https://well.blogs.nytimes.com/2013/12/26/a-nurse-gains-fame-in-the-days-of-polio/

Sella, Gabriel; Finn, Richard (2001): *Myofascial Pain Syndrome: Manual Trigger Point & S-EMG Biofeedback Therapy Methods*. Gen Med Publishing

Shah, Jay; Gilliams, Elizabeth A. (2008): *Uncovering the Biochemical Milieu of Myofascial Trigger Points Using in vivo Microdialysis: An Application of Muscle Pain Concepts to Myofascial Pain Syndrome*. Journal of Bodywork and Movement Therapies, 12 (4). S. 371–384. doi:10.1016/j.jbmt.2008.06.006

Simons, David G. (2007): *Orphan Organ.* Journal of Musculoskeletal Pain, 15 (2). S. 7–9. doi:10.1300/J094v15n02_03

Taylor, George (1860): *An Exposition of the Swedish Movement-Cure: Embracing the History and Philosophy of This System of Medical Treatment, With Examples of Single Movements, and Directions for Their Use in Various Forms of Chronic Disease, Forming a Complete Manual of Exercises*. Fowler and Wells Publishers

Travell, Janet; Simons, David G. (1983): *Myofascial Pain and Dysfunction: The Trigger Point Manual*. Williams and Wilkins

Stichwortverzeichnis

Symptomverzeichnis

Muskelverzeichnis

Dank

Es haben mir so viele Personen auf viele verschiedene Arten geholfen, mich auf das Schreiben dieses Buchs vorzubereiten, dass ich sie in diesem kurzen Abschnitt nicht alle aufzählen kann. Die erste ist meine Frau Carol. Es gäbe kein Buch, wenn sie nicht dafür gesorgt hätte, dass ich die Zeit, Ruhe und Motivation zum Weiterschreiben gehabt hätte. Sie unterstützte mich während meines Triggerpunktstudiums, arbeitete unter verschiedenen Rahmenbedingungen an meiner Seite und ging diesen Weg behutsam und gütig gemeinsam mit mir. Sie ist selbst eine talentierte Therapeutin und fordert mich seit Jahren auf, »es einfach zu halten«.

Meine Tochter Sarah war schon Model für meine Bilder, Versuchsperson für neue Techniken, meine Fotografin, Videografin und kommt rundum gut damit klar, einen Vater zu haben, der immer arbeitet.

Meine Lektorin Lauren O'Neal war einfach wunderbar. Sie stand mir stets mit Ermutigung, gezielten Fragen, Antworten und großartigen Ideen zur Seite. Ohne sie könnte es kein Buch geben.

Auf meinem Weg des Lernens über Schmerzen und Triggerpunkte hatte ich einige wundervolle Mentoren und wurde von den Studenten, dem Kollegium, den Stiftern und dem Präsidium der Pittsburgh School of Pain Management unterstützt, die mich 18 Jahre meines Lebens auf Trab gehalten hat. Zusammen haben wir Großartiges erreicht, und ihre Unterstützung hat mir ermöglicht, Dozent zu werden. Mein erstes Studium hätte ich ohne die unglaubliche Unterstützung der Providence Orthodox Presbyterian Church in Denver nie bewältigen können. Die Gemeinde unterstützte mich fortwährend, obwohl ich auf der anderen Seite des Landes lebte.

Natürlich bin ich selbst für alles verantwortlich, was ich schlecht ausgedrückt oder ausgelassen habe. In erster Linie bin ich ein Mensch, der Fehler macht. Ich hoffe, auf diesen Seiten finden Sie Hilfe. Deshalb wollte ich dieses Buch schreiben. Ich kann Schmerzen einfach nicht ausstehen.

Über den Autor

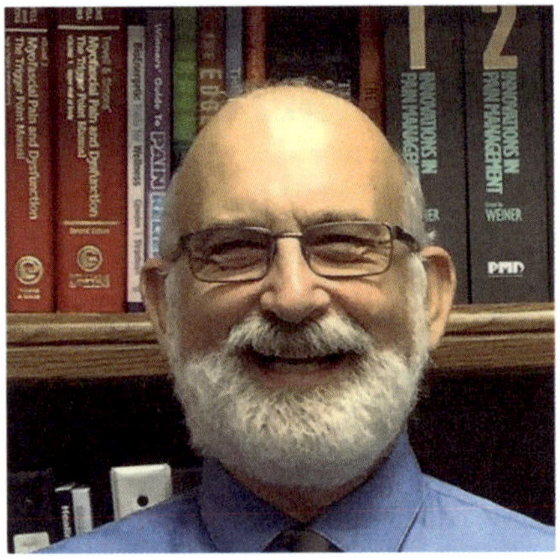

Richard Finn, staatlich geprüfter Masseur (LMT) und zertifizierter Therapeut für myofasziale Triggerpunkttherapie (CMTPT), hat einen Abschluss in biblischer Seelsorge vom Trinity College of the Bible sowie Abschlüsse von der Academy of Myotherapy and Physical Fitness und der Academy of Health Sciences (Fort Sam Houston USAR, Physiotherapiespezialist). Seine Zertifizierung als Masseur erhielt er durch das Life Credit Program der Colorado School of Healing Arts. Er ist ein vom Vorstand zertifiziertes Mitglied der National Association of Myofascial Trigger Point Therapists und war von 1992 bis 1994 ihr Präsident. Richard Finn war im Beraterausschuss der Fibromyalgia Research Foundation und im Vorstand der National Association of Myofascial Trigger Point Therapists tätig. Zusammen mit C. M. Shifflett hat er Schautafeln zu Muskellängentests entwickelt, und gemeinsam mit dem Arzt Gabriel Sella hat er den Leitfaden *Myofascial Pain Syndrome: Manual Trigger Point & S-EMG Biofeedback Therapy Methods* verfasst. Auf seinem YouTube-Kanal und unter www.ChristianPainManagement.com zeigt er myofasziale Triggerpunktbehandlung.